東京アカデミー
秋山志緒の
看護師
2
国試
1冊目の教科書

・成人看護学

東京アカデミー講師 秋山志緒 著 かげ イラスト

東京アカデミー 監修

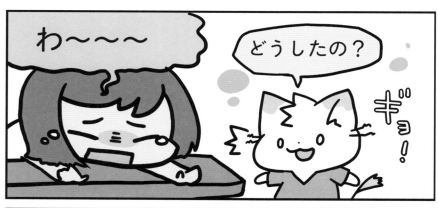

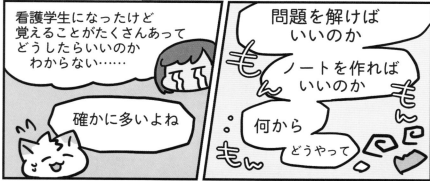

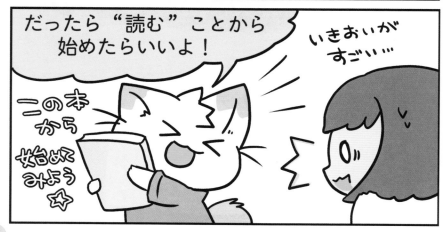

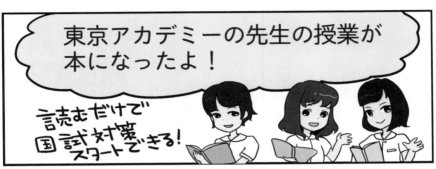

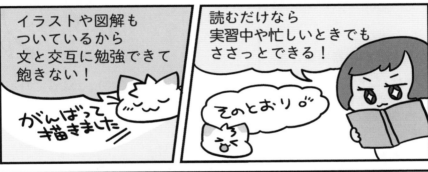

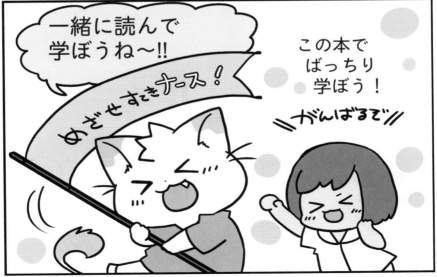

東京アカデミーの精鋭講師が合格へナビゲート！

1冊目の教科書に最適！

看護師国試対策の「東京アカデミー」って？

創業1967年、全国32校のネットワークを誇り、「東アカ」の呼称でも知られる東京アカデミー。通学や通信といった形で、各種講座や講習、公開模試など看護師国家試験合格へ向けた教育を受講生に提供している看護師国試対策の名門予備校です！

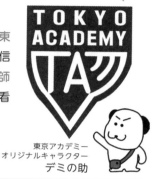

東京アカデミー
オリジナルキャラクター
デミの助

🍀 国家試験合格実績

2021年2月実施の第110回国家試験で、東アカ受講生の合格者数は20,113名でした。全合格者数は59,769名なので、全国の国試合格者に占める東アカ受講生の割合は33.6%。実に、合格者の約3人に1人が東アカ受講生ということになります。

🍀 模擬試験受験者数実績

2020年度の第110回国家試験対策で、東アカが実施する全国公開模試の受験者数はのべ133,240名。これは業界トップの数です！

この東京アカデミーの**合格メソッド**を本書で再現します！

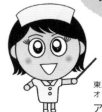

東京アカデミー
オリジナルキャラクター
アカデミ子ちゃん

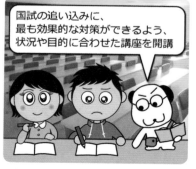

国試の追い込みに、最も効果的な対策ができるよう、状況や目的に合わせた講座を開講

東京アカデミーは看護師国試対策を全力でサポートしています！

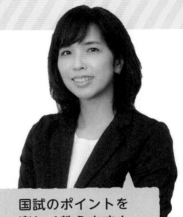

東京アカデミー講師

秋山 志緒 （あきやま・しお）

手術室、集中治療室、救急外来にて急性期看護の臨床経験を積む。企業、学校勤務経験を経て東京アカデミー講師へ。通学講座やDランク講座など、看護師国家試験対策を幅広く担当。受講生との面談では就職やプライベートの相談を受けることも。看護教員、公認心理師の資格も有する。横浜校の講座のほか、看護系学校内での出張講座も担当している。

国試のポイントを
楽しく教えます！

STEP 1 秋山講師の ここがすごい！

1 Dランクから Aランクまで、受講生のレベルに合わせた楽しい講義を展開！

受講生の学年や知識レベルに応じて、講義の内容や方法を細かく調整。臨床での知識と合わせて説明するため、イメージしにくい疾患や症状もわかりやすく、すぐに頭に入ってきます！

2 図や絵を使いながら楽しく学ぶ講義で知識を定着！

解剖生理や病態の知識について、図や絵を用いながら視覚的に説明していく講義を展開。また、科目に関係なく、関連している項目を一緒に示すことにより、自然に知識が定着します！

受講生の声

- 説明がとてもわかりやすく、「なぜそうなるのか」がよく理解できました
- 解剖生理から看護学まで、「つなげて学ぶ」学習が楽しかったです
- 国試に頻出する内容に重点を置いた講義が有意義でした
- 点の知識を線で結びつけていただき、とても濃い勉強になりました
- 今までわからなかったことも、とにかく覚えやすかったです

STEP 2　国試合格へ *最初の一歩* を！

専門学校や大学で習う内容はたくさんありますが、看護師国家試験に向けた勉強では、「押さえるべきポイントをしっかり押さえる」ことが何より大切です。本書シリーズ②巻では、「成人看護学」について、その必修知識や国試攻略のためのポイントを、ていねいにわかりやすく解説。国試対策の"最初の一歩"に最適なテキストです。

STEP 3　*最短ルート* の学習法を公開！

その1　かげさんのイラスト・解説が楽しい！

Twitterフォロワー数 56,000人以上(本書執筆時点)、SNSで大人気の「看護師のかげさん」によるイラストやマンガ、コラムなどがとにかく楽しい！ 東アカ・秋山講師の解説を、よりわかりやすくサポートしています。

その2　10時間で読み切れる　紙面構成！

国試合格に必要なポイントはしっかり解説。でも、各項目には本文に関する図や表、そしてかげさんの楽しいイラストが満載で、どんどん読み進められます。

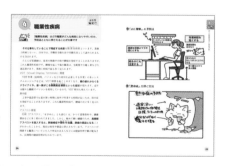

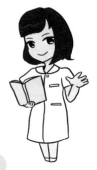

国家試験のポイントに
ねらいを定めて
看護師国試合格を実現！

はじめに

　本書を手に取った皆さんは、看護師国試のための勉強をどう思っていますか？「面倒くさいな……」「とりあえず国試までに詰め込もう……」などと思っている人も多いのではないでしょうか。私も学生の頃はそうでした。でも、国試のためだけに詰め込む勉強はつまらなくて、あまりはかどりませんでした。

　看護師国試まであと数ヶ月というときに受けた模試でひどい成績だった私は、やっと少し焦り、友達に誘われて東京アカデミーの冬期講座を受けました。たった数日の講習でしたが、今までバラバラだった解剖生理や病態の知識がつながっていくのを感じ、とてもおもしろかったことを覚えています。そこからの数ヶ月は、国試のための勉強も楽しくでき、無事、合格しました。

　そして、国試のためだけにしてきた勉強で得た知識が、その後さまざまな場面で役に立ったのです。手術室では解剖生理の知識が、そして集中治療室では病理学や薬理学の知識が。また、臨床の現場だけでなく、今は中高生になった子どもたちがお腹にいる頃には母性看護学、出産してからは小児看護学の知識がとても役に立ちました。今は、心理師の現場でも精神看護学や社会保障制度の知識が役に立っています。国試のためだけに勉強し、その後は忘れてしまうと思っていた勉強が、こんなにもいろいろな場面で役に立つなんて、学生のときには思ってもいませんでした。

　東京アカデミーの講義では、国試合格に必要なことを中心に、様々な分野にまたがってバラバラになっている知識をつなげ、「そういうことだったんだ！」「おもしろい！」と皆さんに思ってもらえるように工夫しています。

　本書は、東京アカデミーでの講義をさらにわかりやすく、楽しく、かげさんのイラストなども混じえつつまとめたものです。「国試の勉強、何からやったらいいのかわからない……」と思っている方から、勉強に行き詰まっている方まで、楽しく読んでもらえると思います。その知識が国試だけでなく、これからの皆さんのいろいろなシーンで役立つことがあればとてもうれしいです。

東京アカデミー横浜校講師　秋山 志緒

かげさんと一緒に国試対策！
かげさんが受験生のとき 実際やってた勉強法

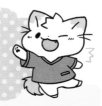

暗記用には青いペン！
赤より青がコツ！

覚えたいことは、ついノートに赤で書きがち。でも赤は目立つけれど頭には残りにくいから、本当に覚えたいことは青ペンで書いてみよう。試験前はとにかく覚えたいことを青ペンで書きまくってみて！

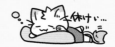
暗記は空腹のときのほうが効果的！

復習は4時間たってから！
忘れた頃にやるのがポイント！

問題を解いたら、まずは解説を読んで理解しよう。その後4時間たってから間違えた問題を再び解いてみて、解説がちゃんと頭に入っているかチェック！　4時間あけるのは、ちょうど覚えたことを忘れそうになる時間だから。この間隔で復習すると知識が定着しやすいよ！

理解できなければ何度もやろう！

過去問以外にも用意！
あきるのを防ごう！

同じことを続けていると効率が下がるから、最低でも、①模試（解説を利用することで問題集として使える）、②過去問、③予想問題集の3つを用意して、あきないようにグルグル解いていこう！　定期的に模試から出題基準と結果分析をして、上記の3つをグルグル解くのがコツ。実習中の勉強は、専門分野や状況設定問題の対策にもなるよ！

模試の成績表をながめてても成績は上がらないよ！

Contents

東京アカデミー秋山志緒の看護師国試１冊目の教科書（2）

第1章

成人の健康保持と疾病予防

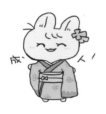

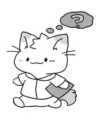

第 2 章

健康レベルに応じた看護

消化吸収・栄養代謝障害

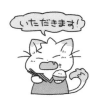

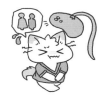

第10章

脳神経障害

第11章

感覚機能障害

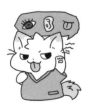

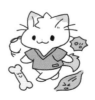

かげさんのちょっとひとやすみ

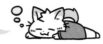

本文デザイン・DTP　Isshiki

図 版　飯村俊一

イラスト・マンガ　かげ

編集協力　大西華子

本書は原則として、2021年6月時点での情報をもとに執筆・編集を行っています。看護師国家試験に関する最新情報は、厚生労働省のウェブサイト等でご確認ください。

第 1 章

成人の健康保持と疾病予防

成人期が何歳〜何歳までなのかを見ると、
かなり広い範囲の人が対象になっている
ことがわかるよ。疾患だけでなく、
健康についても考えてみよう！

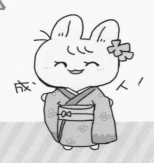

成人！

1 発達課題

> 死ぬまでの各段階で、次に進むために必要な課題が
> 「発達課題」。ハヴィガーストは人生を6段階に分けました

生まれてから死ぬまで、私たちの心身は変化しています。これが発達です。

そして、誕生から死までの一生の発達をいくつかの段階に分けて、**次の段階に進むために必要な課題**を発達課題といいます。

ハヴィガーストの発達課題

発達課題を最初に提唱したのは、アメリカの心理学者ハヴィガーストです。

ハヴィガーストは人生を6段階に分け、それぞれの段階で必要な発達課題を提唱しました。

①乳幼児期（0〜5歳）は、生きるために必要な食べること、話すこと、歩くことや排泄の習慣を確立することが中心です。

②児童期（6〜12歳）は、学校や集団の中で社会性を身につけることが中心です。

③**青年期（〜20歳頃）は、両親や大人から自立**することです。社会的な役割や性別の違いを理解し、受け入れることも入ります。

④**壮年初期（〜30歳頃）では、職業や配偶者の決定**、子どもの養育が中心となります。

⑤**中年期（〜60歳頃）は大人としての成熟**が中心です。経済的にも、精神的にも成熟し、発達課題には子どもたちや老年期の人への援助も含まれます。

⑥老年期には、死と向かい合い、いろいろな変化へ適応することが中心になります。

🍀「ハヴィガーストの発達課題」

■＝成人期

乳幼児期(0 〜 5 歳)	・歩行の学習 ・話すことの学習
児童期(6 〜 12 歳)	・読み書き・計算などの基礎的技能の学習
青年期 (〜 20 歳)	・両親や他の大人からの情緒的独立の達成 ・職業的選択とその準備 ・第 2 次性徴による変化を受け入れる ・経済的な独立の目安を立てる
壮年初期(〜 30 歳)	・家庭生活の学習（第 1 子をもうける） ・就 職 ・配偶者を選択する ・子どもを育てる
中年期 (〜 60 歳)	・一定の経済的生活水準の確立と維持 ・大人として市民的・社会的役割を果たす ・生理的な変化を受け入れて適応する ・年老いた親に適応する
老年期	・体と健康の衰退への適応 ・引退と減少した収入への適応 ・配偶者の死に対する適応

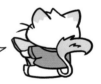

成人期に必要な課題
をチェック！

秋山先生のワンポイント講座

ハヴィガーストの発達課題は各期で様々な課題があります。
成人期では様々な体の変化、環境の変化、社会的立場の変化が起こります。

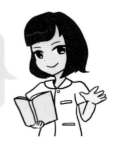

2 成人各期の特徴

エリクソンは人生を8段階に分けました。
「健康日本21」では6段階に分けています

　心理学者エリクソンは発達段階を8つに分け、各時期の心理的課題をポジティブな面とネガティブな面の発達課題とし、クリアできると獲得される能力を示し、パーソナリティの確立に必要な能力を提唱しました。

　たとえば、①乳児期には基本的信頼対不信感。1人で生きていけないこの時期に、泣いて訴えると世話をしてもらえる、という信頼感が生まれ、希望や期待の気持ちが獲得されます。②1〜4歳頃の幼児前期には自律性対恥・疑惑。歩けるようになり、排泄や食事など、自分でできることが増えていくこの時期は、自分でやることを通して意思や意欲を獲得します。③6歳までは幼児後期で自発性対罪責感。④学童期は勤勉性対劣等感。新しいことを習得する過程で有能感、適格意識を獲得します。

成人期に起こりうること

　エリクソンは、発達課題の中で、成人期を3つに分けました。

　⑤**青年期は自我同一性（アイデンティティ）の確立対拡散**。職業や自分の人生について考え、確立します。⑥**成人初期は親密対孤立**。家庭を築き、愛の能力を獲得します。⑦**壮年期は生殖性対停滞**、⑧老年期は統合対絶望です。

　21世紀における国民の健康づくり運動「健康日本21」では、一生を6段階に分けています。成人期はエリクソンと同様、青年期から始まりますが、20歳代後半〜40代前半は壮年期、社会的に自立し、結婚し、子どもを育てる活動的な時期です。40代後半からの中年期は、老年期に向けて身体的にいろいろな変化が起こります。とくに女性は更年期を迎えて閉経や更年期障害が起こります。定年退職や子どもの自立などで、社会的環境も変化するため心理的な変化も伴います。

　ひと言で成人期といっても、各段階でいろいろな課題や危機があるのです。

❀「エリクソンの発達課題」

		（ポジティブな面）	（獲得される能力）	（ネガティブな面）
老年期	第Ⅷ段階	統合	英知	絶望
壮年期	第Ⅶ段階	生殖性	世話（ケア）	停滞
成人初期	第Ⅵ段階	親密	愛の能力	孤立
青年期	第Ⅴ段階	自我同一性の確立	忠誠心	自我同一性の拡散
学童期	第Ⅳ段階	勤勉性	適格意識	劣等感
幼児後期	第Ⅲ段階	自発性	目的意識	罪責感
幼児前期	第Ⅱ段階	自律性	意思力	恥・疑惑
乳児期	第Ⅰ段階	基本的信頼	希望	不信感

（死）　　　　　　　　　　　　　　■ 成人期

（誕生）

ライフタスク（達成すべき課題）

❀「健康日本21」における生涯の6段階

■＝成人期

幼年期（0～4歳）	育つ時期
少年期（5～14歳）	学ぶ時期
青年期（15～24歳）	巣立つ時期
壮年期（25～44歳）	働く時期
中年期（45～64歳）	熟す時期 女性では閉経、更年期障害
高年期（65歳～）	稔る時期

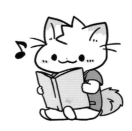

秋山先生のワンポイント講座

「健康日本21」では、成人期は、青年期→壮年期→中年期と進みます。

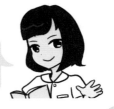

3 生活習慣病と予防

出る度

発症に生活習慣が大きく関係するのが「生活習慣病」。
予防には3つの段階があります

　生活習慣病はその名の通り、生活習慣と発症が深い関係を持つ疾患をいいます。たばこ、アルコール、運動不足、食習慣など、いろいろな生活習慣がいろいろな疾病に関係していますが、生活習慣はなかなか改善するのが難しく、症状が進んでから他の疾患を合併することも少なくありません。

　たとえば、運動不足や過食といった生活習慣は、長く続くと脂質異常症や動脈硬化、肥満やⅡ型糖尿病につながります。脂質異常や動脈硬化は脳血管障害や心疾患の原因にもなり、重大な合併症につながります。

　日本では、生活習慣病を予防するために、40歳以上の人を対象に特定健診が行われていますが、この健診でメタボリックシンドローム（150ページ参照）や、その予備軍と診断されると、特定保健指導の対象になり、生活習慣の改善のためにいろいろな指導がなされます。

生活習慣病予防の3段階

　予防には、3段階あります。

　まず一番重要なのは、病気にならないようにすること。これが**1次予防で、病気にならないように生活習慣を改善することや、予防接種など**が含まれます。肥満傾向の人のダイエットや減塩食、禁煙なども1次予防です。

　次の**2次予防は、早期発見、早期治療**で、癌検診や人間ドックなどです。

　そして**3次予防は、社会復帰に向けてリハビリテーションを行うほか、合併症や再発を予防**していくことを指します。

　「健康日本21」では、生活習慣病を予防するための適正BMIや1日の食塩摂取量や野菜摂取量、アルコール摂取量の具体的な目標数値が示されています。

🍀 生活習慣病予防の3段階

1次予防	健康的な生活習慣によって、発症要因を除いて発病を予防する段階	
	健康増進	健康相談、健康教育、生活指導、栄養指導、食生活対策、環境対策
	特異的予防	予防接種、事故防止、職業病予防、アレルゲン対策
2次予防	疾病の早期発見、早期治療を行い、病気の進行や障害への移行を阻止する段階	
	各種癌検診、人間ドック、スクリーニング検査、感染症対策、回復を目的とした効果的治療	
3次予防	社会復帰を目的として疾病管理を行い、再発の防止や合併症の発症を防ぐ段階	
	機能障害防止	悪化・再発防止のための治療、施設整備
	リハビリテーション	機能回復訓練、作業療法、リハビリテーション

病気には予防が一番大事なんだよ

秋山先生のワンポイント講座

予防は年々医療費が高騰している現在の日本では、とても重要な概念です。近年の国家試験でたびたび出題されていますので、何次予防がどんなことを指すのか、具体的な内容をしっかり押さえておきましょう！

4 職業性疾病

「職業性疾病」はどの職業がどんな病気になりやすいのか、予防法とともに押さえることが大事です

その仕事をしていることで発症する疾患を職業性疾病といいます。業務上疾病ともいい、日本では、労働安全衛生法で労働災害として認められるものも含まれます。

たとえば看護師は、患者の移動や介助で腰痛を発症することがありますが、これも職業性疾病です。腰痛を起こす他の職業は、宅配便や引越し業などの運送業があり、業務上疾病で最も多く見られます。

VDT（Visual Display Terminals）障害

VDT作業（長時間、パソコンなどの使用を必要とする作業）の多いシステムエンジニアなどは、VDT障害を起こしやすくなり、**眼の疲れからくるドライアイや、首〜肩がこる頸肩腕症候群といった症状**が現れます。近年は様々な職種でパソコンを使用しているので、VDT障害も増えています。

熱中症

工事や建設業では夏の暑い時期に屋外で作業する時間が長いため、熱中症を発症することがありますが、これも職業性疾病で、腰痛の次に多く見られます。

アスベスト障害

石綿（アスベスト、「せきめん」とも読む）は、かつて建築資材や、繊維製品などに多く使われてきました。しかし、極めて細い繊維のため、**長期間アスベストを吸入すると、肺線維症や悪性中皮腫、肺癌の原因となる**ことがわかったことから、現在は使用や製造は禁止されています。アスベストが関係する職業についていた人で所見のある人などには健康管理手帳が配布され、長期間の健康管理が行われています。

❀「VDT障害」の予防法

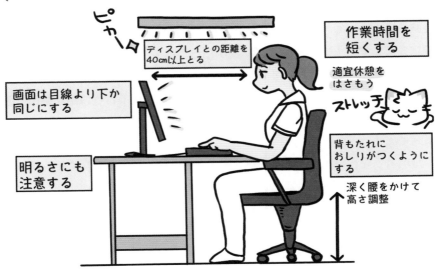

ピカー

ディスプレイとの距離を
40cm以上とる

作業時間を
短くする

適宜休憩を
はさもう

ストレッチ

画面は目線より下か
同じにする

明るさにも
注意する

背もたれに
おしりがつくように
する

深く腰をかけて
高さ調整

❀「熱中症」を防ぐ方法

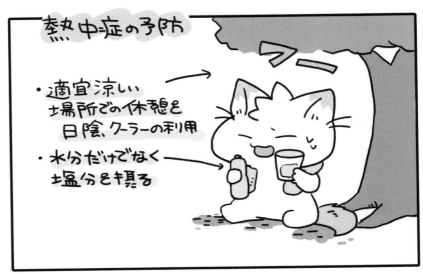

熱中症の予防

・適宜涼しい
　場所での休憩と
　日陰、クーラーの利用

・水分だけでなく
　塩分を摂る

フー

白ろう病

　大きな木を切るときに使うチェーンソーや、道路工事などで使う削岩機を長時間持っていると、手指の血管にその振動が伝わり、**末梢循環障害や神経障害を起こす**ことがあります。これが白ろう病です。指の血管が収縮して、白いろうそくのようになってしまうことからこの名前がついています。

　白ろう病の血管は収縮したままではなく、**血流が戻るときに指が紫色や赤く変色する**レイノー現象が見られます。

職業性難聴

　常に大きな音がする造船所や建設現場など85dB以上の騒音に長時間さらされるところは、職業性難聴と深い関係があります。

　職業性難聴の予防には、ヘッドフォンや耳栓の使用が有効です。

潜函病

　海中での作業が多い潜水士やスキューバダイビングでは、潜函病（ケイソン病や減圧症とも）を発症することがあります。

　これは、海中の高い水圧の中では体内に溶けていた窒素が、水から上がって大気圧環境に戻ると急激に圧力が下がり、気泡となって**血管を閉塞して呼吸困難や関節痛などいろいろな症状が出る**ことをいいます。重症の場合は高圧酸素療法が行われます。

塵肺

　炭鉱従事者や建設作業者は、細かな粒子を吸い続けることで肺胞に粒子が蓄積し、**肺線維症や呼吸器障害を起こす**ことが多くあります。これらを総称して塵肺といいます。

　塵肺は労働安全衛生法の他に、独立してじん肺法という法律で、健康管理手帳による定期健康診断などが定められています。

睡眠相後退症候群

　医療従事者や介護職、官公庁職員など交代勤務者に多いのが、睡眠相後退症候群です。**昼夜逆転しやすく、夜なかなか眠れなくなる**職業性疾病です。

❀「潜函病」とは？

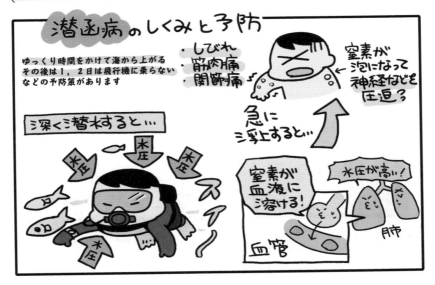

❀「塵肺」とは？

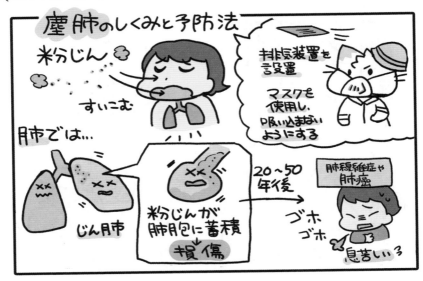

かげさんの
ちょっとひとやすみ

＊ それは職業性疾病……？

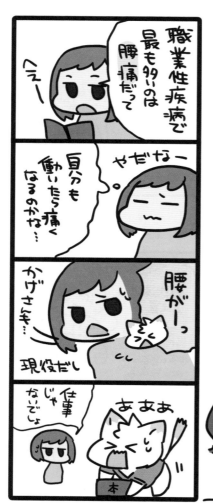

腰痛になったことは
ないのですが少しでも
「これは腰にひびく」
と感じたらスタッフを
呼ぶようにしています
みんなで協力

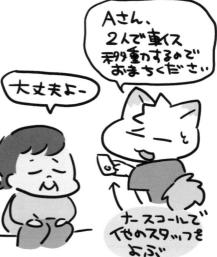

第 2 章

健康レベルに応じた看護

大きく急性期・周術期・慢性期・がん患者・終末期に分けて説明していくよ。臨床では「急性期の状態にあるがん患者さんの看護」など、それぞれの健康レベルが変化したり、重なったりするのを頭に入れておこう！

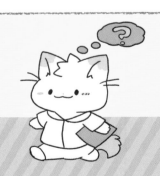

1 急性期

症状が一気に進む「急性期」では、症状の悪化や不安、
身体症状の急激な変化に気をつける必要があります

　急性期は、病気による症状が現れ、早いスピードで進行していく時期を指します。この時期にはどんな特徴があり、どのような看護が必要なのかを押さえましょう。

　急性期の患者の特徴で一番重要なのは、**生命の危機状態に陥りやすいこと**です。また、症状が苦痛を伴うものであれば、それを取り除いてほしいというニーズが高いでしょう。看護は、バイタルサインなどの全身の観察や治療・検査に伴う援助が中心になります。さらに、小児や高齢者では、より短時間で病状が悪化することがあり、注意が必要です。家族への精神的援助も重要な役割です。

危機モデルとは？

　こうした危機的状況を4つの段階に分けたのが、アメリカの心理学者フィンクです。フィンクの危機モデルは、外傷で脊髄損傷を負った人へのアプローチとして生まれましたが、急性期だけではなくいろいろな場面で使われています。

　最初の**衝撃の段階**では、強い不安に襲われパニックに陥ります。痛みや苦しみなど身体症状が強い場合が多いので、看護師はその気持ちを受容し、訴えを傾聴するとともに身体症状の緩和に努めます。次の**防御的退行の段階**では、身体症状は落ち着きますが、「何かの間違いでは……」といった現実逃避や否認の意識が働きます。次は**承認の段階**で、現実に対して怒りや悲しみを感じ、徐々に現実を直視し吟味し始めます。そして最後の**受容の段階**では、新しい自己イメージを確立し、積極的に問題に取り組み始めます。

　危機モデルは、その他にアギュララとメズィック、コーンによるものなど様々な理論があり、それぞれ看護計画や実践に使用されています。

🍀「フィンクの危機モデル」とは？

段　階	特　徴	危機介入法
衝　撃	強烈な不安 パニック	自分の存在が直接的に脅威にさらされているため、**安全に対するあらゆる手段を講じる**ことが必要
防衛的退行	無関心 現実逃避 否認・抑圧 願望思考	患者の情緒的エネルギーを保存し、現実の状況をよりはっきりさせ、それに直面する準備ができるよう介入する
承　認	無感動、怒り、抑うつ 苦悶、深い苦しみ 強い不安、再度混乱 徐々に自己を再調整	積極的な危機への看護介入が必要な時期 **誠実な支持と力強い励まし**のもと、現実に対する洞察を深められるよう介入する
受　容	不安減少 新しい価値観 自己イメージの確立	患者が現実的な自己評価を行え、現実の能力や資源を活用して満足が得られる経験を持つことによって、成長を促す

2 救命救急時の看護①
意識障害

救急時にまずすることは、意識レベルの確認。
いくつか方法がありますが、最も使われるのは「JCS」です

　救急時に確認する内容は多岐にわたります。バイタルサイン、外傷、訴えがあればそこからの情報収集も大切です。中でも、意識障害の状態を確認し、その後の検査や治療、他の医療従事者に伝える情報として意識レベルの評価が重要になります。

意識レベルの評価方法「JCS」

　意識レベルの評価方法は数種類ありますが、日本で最も使われているのはJCS（ジャパン・コーマ・スケール）です。患者の状態を見て判定できるようにしておきましょう。JCSは大きく3段階に分かれます。

　Ⅰは何も刺激がなくても覚醒している状態です。覚醒しているかどうかは、開眼しているかどうかで判断することが多いようです。覚醒しているが、今一つはっきりしない状態を1、場所や時間などがわからない見当識障害があれば2、時間や場所だけでなく自分の名前や生年月日がいえなければ3です。

　Ⅱは何か刺激があれば覚醒する状態です。普通に呼びかけて開眼する場合は10、普通の呼びかけでは開眼せず、大きな声や体を揺さぶると開眼する場合は20、大きな声でも開眼せず、痛み刺激を繰り返すとかろうじて開眼する場合は30です。

　Ⅲは刺激があっても覚醒しない状態です。呼びかけや痛み刺激で開眼せず、痛み刺激に払いのけるような動作をする場合は100、払いのけるような動作までできず、顔をしかめたり手足が少し動いたりする程度だと200、まったく反応がないならば300です。

　ここに不穏状態があればR、失禁があればI、自発性の欠如があればAをつけて、たとえば「30R」というように表記します。

　また、乳幼児の場合は違った評価方法を用います。

🍀「JCS」による意識レベル評価

Ⅲ	刺激しても覚醒しない状態	300	痛み刺激に反応しない
		200	痛み刺激に少し手足を動かしたり、顔をしかめる
		100	痛み刺激に対して払いのけるようなしぐさをする
Ⅱ	刺激すると覚醒する状態（刺激をやめると眠り込む）	30	痛み刺激を加えつつ呼びかけを繰り返すと、かろうじて開眼する
		20	大きな声、または体をゆさぶると開眼する 簡単な命令には応じる
		10	普通の呼びかけで開眼する（指示には従い、言葉も発するが間違いが多い）
Ⅰ	刺激しなくても覚醒している状態	3	自分の名前、生年月日がいえない
		2	見当識障害がある
		1	だいたい意識清明だが、今ひとつはっきりしない

R：不穏、I：失禁、A：自発性の欠如　があれば加える

秋山先生のワンポイント講座

意識レベルの評価方法は他にも、GCS（グラスゴー・コーマ・スケール）や、メイヨークリニックの分類などがありますが、国家試験で最も出題されるのはJCSです。まずはしっかりJCSを押さえておきましょう！

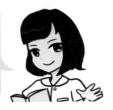

3 救命救急時の看護② 気管挿管

気道確保には口や鼻からチューブを入れます。
ここでは経口挿管の手順を覚えましょう

　呼吸状態がよくないときや、呼吸が見られないとき、全身麻酔時などは気管内にチューブを挿入して気道を確保します。

　口腔(こうくう)からチューブを挿入する場合を経口挿管、鼻腔(びくう)からチューブを挿入する場合を経鼻挿管(けいび)といいます。救急時は経口挿管の場合が多いです。

経口挿管の手順

　まず、経口挿管の挿入時に使用する喉頭鏡(こうとうきょう)を組み立てて、ライトがつくかを確認します。患者のサイズに合った挿管チューブを開封し、カフに空気が入るかを確認します。確認後は空気を抜いておきましょう。スタイレット（挿管チューブが挿入時に折れたり曲がったりしないようにするための金属や樹脂の棒）の形を整え、挿管チューブに通します。このとき、**挿管チューブの先端からスタイレットが出ないように、2〜3センチ手前で固定**し、チューブの先端に潤滑剤をつけておきます。その他、酸素や人工呼吸器、バッグバルブマスク、吸引なども準備をします。

　患者の口腔内を確認して、**義歯があれば外し、分泌物が貯溜している場合は吸引**します。口腔、咽頭、喉頭が一直線に見える体位（スニッフィングポジション）をとります。喉頭鏡→挿管チューブの順に医師に手渡し、挿管チューブが声帯を通過したらスタイレットを抜きます。カフに空気を入れ、バッグバルブマスクに接続します。このとき、**送気に合わせて胸郭(きょうかく)が片方しか上がらないと、片肺挿管の可能性がある**ため注意が必要です。気管支は右が太く急傾斜のため、片肺挿管は右に起こることが多く見られます。

　胸部と腹部を聴診し、挿管チューブが気管内に挿入されていることを確認したら、チューブとバイドブロックをテープで固定します。その後、胸部レントゲンでチューブ先端の位置を確認します。

🍀「気管挿管」のとき体内はこうなっている！

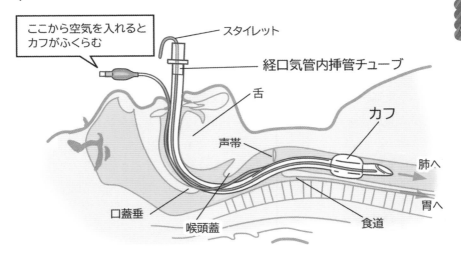

ここから空気を入れるとカフがふくらむ

スタイレット

経口気管内挿管チューブ

舌

カフ

声帯

肺へ

胃へ

口蓋垂

喉頭蓋

食道

🍀「喉頭鏡」とは？

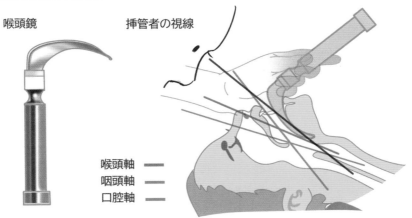

喉頭鏡

挿管者の視線

喉頭軸 ─
咽頭軸 ─
口腔軸 ─

秋山先生のワンポイント講座

チューブを挿入したら、固定した位置を看護記録に書いておくことも大切ですよ。

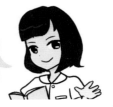

4 救命救急時の看護③ 挫滅症候群

長時間体の一部が挟まれると、解放された後に
様々な症状が起こります。これが「挫滅症候群」です

災害や交通事故などで長時間体の一部が挟まれ、圧迫が解除された後に全身に様々な症状が起こることを挫滅症候群（クラッシュシンドローム）といいます。

挫滅症候群は放置しておくと重篤化し、死亡することもあるため、注意が必要です。どのようなしくみで症状が出るのか、理解しておきましょう。

挫滅症候群のしくみ

筋細胞内にはカリウムが含まれていますが、長時間の圧迫で筋細胞が破壊されると、血液中にカリウムが流出し、高カリウム血症となります（血清カリウム　基準値：3.5 ～ 5.0mEq/L）。**高カリウム血症が続くと、心室細動や心室頻拍などの致死的な不整脈の危険**があります。

また、筋細胞にはクレアチンキナーゼという酵素やミオグロビンという蛋白質が含まれています。筋細胞が破壊され、**それらが血液中に流出すると、腎臓で処理しきれず、急性腎不全に**なります。ミオグロビンは筋肉の色をつけている蛋白質なので、尿中に流出するとミオグロビン尿（茶褐色の尿）が見られます。**破壊された筋細胞から乳酸が流出し、代謝性アシドーシスをきたす**こともあります。手足のしびれや感覚障害から急激に全身状態が悪化し、意識障害をきたして死亡することもあるため、バイタルサインだけでなく、血液検査データ、心電図や意識レベル、水分バランスなどの観察が必要です。

挫滅症候群の治療は、症状や状態に合わせて行われます。輸液を行って尿量を維持し、抗不整脈薬で不整脈の治療を行うこともありますし、重炭酸ナトリウムなどで代謝性アシドーシスの補正を行うこともあります。急激に腎臓の機能が悪化して急性腎不全になると血液透析が必要になることもあるため、検査や治療の準備は素早く行う必要があります。

🍀「挫滅症候群」になると……

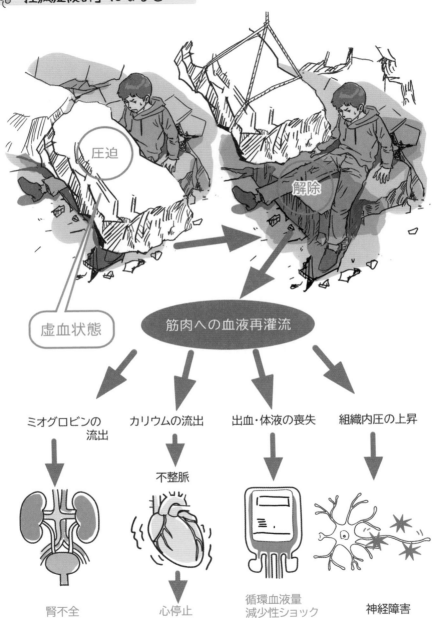

圧迫

解除

虚血状態

筋肉への血液再灌流

ミオグロビンの流出 | カリウムの流出 | 出血・体液の喪失 | 組織内圧の上昇

不整脈

腎不全 | 心停止 | 循環血液量減少性ショック | 神経障害

5 救命救急時の看護④ 熱中症

猛暑の影響で、近年増えている熱中症。
適切な処置をしないと死に至ることもあります

　体温は、間脳の視床下部にある体温調節中枢でコントロールされています。外が熱いと体温がそれ以上上がらないように、熱を放散して汗をかき、副交感神経を優位にして熱をつくり出さないようにします。逆に外が寒いと熱を産生して、それ以上熱が下がらないようにします。寒いと震えますが、これは、骨格筋を動かして熱をつくり出しているためです。

熱中症

　熱中症は、外気温が高いだけでなく湿度が高い（高温多湿）、風がない（無風）といった環境で、汗をかいて蒸発させる放散のシステムがうまく働かないため、体温調節ができなくなって起こります。

　熱中症は3段階に分けられます。

　I度熱中症は、熱けいれんや熱失神といわれます。この失神は、長時間の意識障害ではなく、めまいやたちくらみなどの一過性のものです。汗をたくさんかき、循環血液量が減って脳への血流も減っているのです。また、こむら返り（腓腹筋のけいれん）を起こすこともあります。汗には水分の他、ナトリウムも含まれています。大量の汗をかくことで血液中のナトリウムが少なくなり、低ナトリウム血症などのために起こる症状です。

　II度熱中症は、熱疲労といわれます。低ナトリウム血症（基準値：ナトリウム135〜145mEq/L）が進行し、頭痛や嘔吐、倦怠感が起こります。

　III度熱中症は、以前は熱射病といわれていました。III度になると、意識障害、けいれん、腎機能障害が起こり、死に至る可能性もあるため病院での治療が必要です。

　熱中症では、涼しい環境に移し、衣服をゆるめる他、意識障害がなければ水分と電解質を補給します。

🍀「熱中症」が起きるしくみと分類

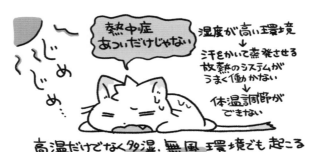

熱中症
あついだけじゃない

~じめ~じめ…

湿度が高い環境
↓
汗をかいて蒸発させる
放熱のシステムが
うまく働かない
↓
体温調節が
できない

高温だけでなく 多湿 無風 環境でも起こる

熱中症の分類

Ⅰ度：熱けいれん・熱失神

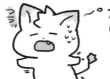

めまい・立ちくらみ
（意識障害は認めない）

・大量の発汗
筋肉痛
生あくび

こむら返り

涼しい環境に移し、
水分と電解質を補給すれば
軽快する

Ⅱ度：熱疲労

嘔吐
頭痛
倦怠感
集中力・判断力の低下

水分補給だけでなく、
病院へ搬送し、
適切な処置を行わなければ
治らない

Ⅲ度：熱射病

① 中枢神経症状 ← 意識障害 けいれん 発作

② 肝・腎機能障害

③ 血液凝固異常 — DICの診断は Ⅲ度の中でも重症

意識障害がある場合は無理に水を飲ませると誤嚥するリスクがあるため
無理に飲ませることはしない
救急搬送し、適切な治療が必要となる

6 救命救急時の看護⑤ 低体温症

極度に寒いところにいると眠くなるのは「低体温症」に
なるから。低体温症は深部体温が 35℃ 以下の状態です

先にも述べましたが、外が寒いと、体温調節枢機能が働き、震えることで骨格筋を動かして熱を産生し、体温が下がらないようにします。この体の反応をシバリングといいます。

運動をすると体が温まるのは、熱を多く産生したからです。また、寒くて鳥肌が立つと皮膚がぶつぶつしますが、これは立毛筋を収縮させ、熱が逃げる（放散）のを防いでいるのです。手足が冷たくなるのも、末梢の血管が収縮して熱が逃げるのを防いでいる状態です。このように、体はそれ以上熱が下がらないように自律神経でコントロールしているのです。

低体温症

冬山などの気温の低い場所に長時間いたり、外気温が低くなくても泥酔状態や体が濡れた状態で長時間いると、**熱の産生が追いつかず、深部体温が35℃以下**の低体温症になります。深部体温は、腋窩温とは少し違い、直腸温が一番近く、通常は 37℃前後に保たれています。

深部体温 35 ～ 30℃ではシバリングが起こり、骨格筋を動かして体は熱をつくり出そうとします。その他、体温が低すぎて心臓や脳の細胞がうまく働かず、不整脈や意識障害も起こります。

体温が 30℃以下になると筋肉は硬直し始めます。意識障害も進み、心室細動などの不整脈を起こして、死に至ります。

衣類が濡れている場合は着替えて体を拭き、毛布や衣類を追加して暖かい環境へ移すなどの他、**中心加温という温めた点滴や生理食塩水を使用した胃洗浄で保温する**ことが治療になります。しかし、急激な体温の上昇は、心臓に負荷がかかって復温ショックを起こしたり、脳死に至ることもあるため、徐々に体温を取り戻すように治療します。

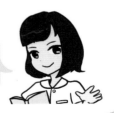 ## 「低体温症」の様々な症状

深部体温	体の状態
35℃	意識混濁、末梢血管収縮、血圧上昇、頻脈、分時換気量増加、シバリング
32℃	上室性不整脈（じょうしつせい ふ せいみゃく）が起きる可能性
30℃	意識レベル低下（JCS のⅡ群）、上室性不整脈、分時換気量減少、嘔吐・咳嗽反射（がいそう）の減弱、シバリング〜筋硬直
28℃	徐脈（心房細動、心房粗動）、心室細動の危険性、筋硬直
25℃	意識レベル低下（JCS のⅢ群）、心室細動の危険性大、嘔吐反射の消失、筋硬直
20℃	心停止（心室細動）、無呼吸、筋硬直
15℃	心停止（心静止）、無呼吸、筋硬直

35 〜 32℃：眠くなったり見当識障害が出る
32 〜 27℃：言葉が意味不明の状態になる
26℃以下：昏睡状態になる
24℃以下：呼吸停止になる
20℃以下：心停止になる

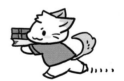

秋山先生のワンポイント講座

腋窩温は脇の下で計った体温のこと。
また、低体温症で死亡することを「凍死」といいます。

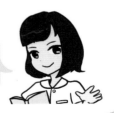

7 周術期の看護

手術中に必要な看護は術式や麻酔によって多岐にわたります。
ここでは基本的なことを確認しましょう

　手術室の看護師には、術野を見て医師に必要な器械を渡したり準備をしたりする直接介助と、麻酔の介助や出血量、尿量など全身状態を把握し手術の記録をする間接介助、2つの役割があります。

　手術室に入室してから退室するまで、患者の全身的なケアをメインで行うのは間接介助の役割です。

間接介助でやること

　手術室の入室時は、リストバンドやカルテで本人確認をします。患者の意識がある場合は名前をいってもらいますが、意識がない場合は複数のスタッフで確認します。入室すると、**タイムアウトという、すべての作業を中止して執刀医や麻酔科医とともに氏名や術式を確認する**時間があります。

　麻酔は全身麻酔と部分麻酔、2つを併用することもあります。麻酔導入時は麻酔科医の補助やバイタルサイン、心電図など全身状態の観察が重要になります。全身麻酔の合併症の中で最も重篤なものが、悪性高熱症です。高熱や頻脈など、バイタルサインに注意が必要です。

　その後、仰臥位や腹臥位、側臥位など、術式に応じた体位をとります。

　患者は麻酔によって意識がないこともあり、また、意識があっても無痛のため、無理な体位でも訴えることができません。長時間同じ体位でいると、神経や皮膚を損傷する危険があるので、注意が必要です。仰臥位では橈骨神経や上腕神経、**戴石位（砕石位）では腓骨神経障害**が起きやすくなります。

　シーツのしわを伸ばし、枕やタオルを使って、なるべく良肢位を損なわないようにする必要があります。

🍀「手術室看護師」の役割とは?

手術室の看護師の役割

① 直接介助

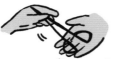

医師のペースを崩さないように
持ちやすくなるように渡す

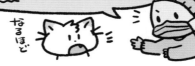

器械のセッティングの知識
だけでなく状況判断や
予測することも必要だよ!

なるほど

② 間接介助

出血量は...

尿量は...

手術中の記録
バイタルチェック
麻酔の介助など

患者さんの全身状態を
把握してケアをするよ!

他にも...
・術前・術後訪問
・中材品チェック、補充
がある!

🖊 秋山先生のワンポイント講座

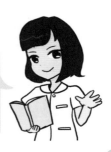

国家試験では、出血量のカウントや麻酔の副作用、術中体
位によって起こりやすい神経障害が出題されています。な
お、戴石位などで腓骨神経障害が起きると下垂足(足首を
背屈ができなくなる)になります。

8 術後看護

術後は体が様々に変化するため、経過観察が欠かせません。ムーアが提唱した分類を使用します

　手術後の患者は体の変化が著しく、その時期に必要な看護も様々です。術後の経過には、アメリカの外科医ムーアが提唱した**ムーアの分類**を用います。

ムーアの分類

　ムーアは、術後の経過を4つに分けました。

　第1相は傷害期で、術後2〜4日です。手術によって受けた傷を治そうとする時期で、副腎髄質からアドレナリンやノルアドレナリン、副腎皮質から糖質コルチコイドが分泌され、交感神経が刺激されます。脈拍や体温、血糖値の上昇が見られ、消化管の動きが抑制されます。創痛が強いため、体の動きは少なく、周囲には無関心な状態が続きます。手術による出血のため循環血液量は減少し、尿量は減少します。また、手術での侵襲に対して蛋白異化が亢進し、尿中に排泄される窒素の量が増えるため、体に入る窒素と排泄される窒素のバランスがマイナスになります。これを**負の窒素平衡**といいます。

　第2相は転換期で、術後3〜7日目から1〜2日間です。英語でいうと「ターニングポイント」ですね。創痛は軽減し、周囲への関心も戻ります。バイタルサインや尿量、消化管の動きが正常化すると、食事が開始されることも多く、窒素平衡も負から正に戻ります。

　第3相は筋力回復期で、術後2〜5週をいい、この時期に多くの人が退院します。創痛はほぼなくなり、体の動きや食欲も回復します。創は赤色瘢痕の状態で、まだかゆみや軽い痛みがあります。瘢痕とは、傷跡のことです。

　第4相は脂肪蓄積期で、数ヶ月続きます。女性の場合、月経が戻り、通常の生活に戻る時期です。創は白色瘢痕となります。

🍀「ムーアの分類」

	臨床所見	内分泌状態	代謝・生化	創の状態
第1相 **傷害期** （術後2 〜4日）	頻脈傾向、翌日正常化、体温上昇（約1℃）、周囲への関心欠如、疼痛の少ない楽な状態から動こうとしない、腸蠕動、分泌が減弱〜消失	副腎刺激状態 髄質：アドレナリン 　　　ノルアドレナリン 皮質：副腎皮質刺激ホルモン 　　　糖質コルチコイド 尿中17OHCS ↑ 好酸球↓ アルドステロン分泌↑ ADH分泌↑	骨格筋の蛋白が動員 尿中N排泄の増加： 負の窒素平衡 抗利尿作用：水分保持傾向 尿量減少、尿浸透圧↑、尿中K↑、Na↓、Cl↓、血糖値↑、血圧↑、体温↑	疼痛がある 塞がる力が弱く、糸を切ると簡単に開く
第2相 **転換期** （術後3 〜7日目 から1〜 2日間）	脈拍・体温正常、周囲への関心が戻る、創痛が消えて体を動かしやすくなる、食欲や分泌運動の回復動く意欲はあるものの体力の回復は不十分	副腎機能の活動が正常化 尿中17OHCSと好酸球が正常化	尿中N排泄の減少：窒素平衡は負から正に戻る（しかし蛋白合成は十分なカロリー供給がないと起こらない） 水分・塩分の利尿、尿中K↓、NaCl↑、Kの平衡は正常化	術創痛は消失 創は癒合し張力完成
第3相 **筋力** **回復期** （術後2 〜5週）	体を動かすのに苦痛がなくなり、体力も伴い運動が可能 食欲良好 便通正常化	副腎機能は正常、ホルモンの影響はなくなる	蛋白合成、窒素平衡は正（脂肪合成はない） 体重90〜120g/日増加	術創痛は完全に消失 赤色瘢痕
第4相 **脂肪** **蓄積期**	体力の十分な回復 日常生活に戻る体重増加	性機能回復	脂肪合成 体重70〜150g/日増加	白色瘢痕

秋山先生のワンポイント講座

病院でケアするのは第1〜2相の患者が多いのですが、4相まで通して状態を理解できるようにしておきましょう！

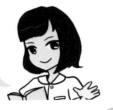

9 慢性期の看護① セルフケア

出る度 👣👣👣

慢性期は病気がよくも悪くもならない時期。どんな特徴があり、どのような看護が必要なのか押さえましょう

慢性期は、病気による症状が激しくなく、よくも悪くもならない状態が比較的長期間続く期間をいいます。

慢性疾患を持つ患者は、日々続く症状によって苦痛や不快感を抱え、日常生活に制限を受けている場合が多く見られます。経済的な負担や家族への影響もありますし、症状が徐々に進行するため、悪化する不安や死の恐怖を抱いている人も少なくありません。

看護師は不安の軽減に努め、症状の悪化を防ぐ療養方法の指導や、社会的な資源などの情報提供、家族への援助も行います。

慢性疾患に大事なセルフケア

慢性疾患を持つ人の看護で大事なキーワードは、セルフケアです。オレムの看護論で有名ですね。セルフケアとは、「人が健康的な生活を送るために各個人個人が自分自身のために積極的に行う実践活動」をいいます。**「自分で健康のためにする行動」**ということですね。セルフケア行動が適切にとれるかどうかは、疾患の予後だけでなく合併症の発現や家族の人生にも影響を及ぼします。

慢性疾患を持つ患者のセルフケア能力は、いろいろなことが関係して成立します。その中のひとつがセルフエフィカシー（自己効力感）。「どうせうまくいかない」「なにをやっても無駄だ」などと思っていると、その行動を続けることは難しいですよね。逆に「できた！」「できそう！」という自信があると、行動につながります。これが、自己効力感です。

自己効力感は成功体験や励まし、また、同じ目標を持っている人との関わりの中で育ちます。看護師は知識を提供するだけでなく、その行動が習慣になるよう、自己効力感を高める関わりをすることが必要です。

🍀「セルフエフィカシー」とは？

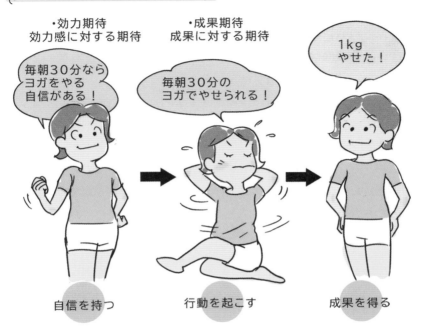

- ・効力期待
  効力感に対する期待

- ・成果期待
  成果に対する期待

毎朝30分なら
ヨガをやる
自信がある！

毎朝30分の
ヨガでやせられる！

1kg
やせた！

自信を持つ　　　　行動を起こす　　　　成果を得る

小さなことでも「できた！」「やれた！」という成功体験を積み重ねることで、自己効力感を高めることができる！

秋山先生のワンポイント講座

オレムは、セルフケアには生きていくための「普遍的セルフケア」、発達段階で決まる「発達的セルフケア」、疾患の知識などの「健康逸脱に対するセルフケア」があるとしました。

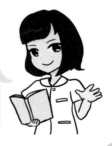

10 慢性期の看護② リハビリテーション

リハビリは、社会復帰に欠かせない過程。
看護師は患者の心理状態を理解することも大事です

　慢性疾患を持つ患者が、社会復帰のために行うのがリハビリテーションです。WHOでは、リハビリテーションを「能力障害や社会的不利の状態の影響を減らすことと、能力障害や社会的不利をこうむっている人たちの社会的統合を実現することを目的とするあらゆる手段を含み、能力障害や社会的不利を持った人たちを環境に適合するように訓練するばかりではなく、障害を持った人たちの社会的統合を促すために、身近な環境や社会において間をとりもつことをも含んでいる」としています。

障害受容の5段階とは？

　障害を持つ人は、障害を受容するまでに様々な心理過程を経ます。コーンは「障害受容の過程」モデルで、受容までを5段階に分けました。

　最初の**ショックの段階は発症直後で、まだ障害を自分のこととして捉えられない時期**です。この時期は患者の思いを受け止める姿勢が必要です。

　次の**回復への期待の段階は障害が起こるのは自分だと認識しますが、それが一生続くものではなく、治るものだと信じている段階**です。薬を飲めば、リハビリをすれば、もとの状態に戻ると信じている時期です。

　次の**悲嘆の段階は障害が一生続くものだと理解し、苦しむ時期**です。自殺の危険もあるため、注意が必要です。

　その次が**防衛の段階で、少しずつ障害について前向きに捉え、**回復への意欲が出始めます。この時期には、具体的な見通しを話したり、励ましたりすることが有効でしょう。そして最後の**適応の段階が、障害を自分の個性として捉え、生きていく意欲がわく時期**です。

　5段階それぞれに応じて適切な援助をすることが、よりスムーズに障害を受容することにつながります。

コーンによる「障害受容の過程」

ショック期	障害直後で、自分に起こっている事態について重大さを意識していない
回復への期待	障害を認めるが、**必ず治ると**確信している。病状の変化に一喜一憂し、もとの状態に回復する望み以外のものは拒否する
悲嘆期	障害を直視し、現実に直面することで望みが打ち消される。悲しみと無力感、自己否定などから自棄傾向を強め、**自殺の危険**などもある。
防衛期	障害に対し、前進しようと回復への意欲が見え始める。また、障害の大きさや永続性を意識し始め、心理的防衛機制を働かせ、防衛反応を起こす
最終的適応期	障害を受容できるようになり、他者との比較ではなく、新たな個人の価値観を見出し、生き方に自信を持つ

段階に合わせた適切な援助が大事だよ！

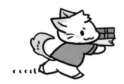

秋山先生のワンポイント講座

リハビリテーションは、看護師だけでなく、理学療法士、作業療法士、言語聴覚士や社会福祉士など、様々な職種との連携も必要です。

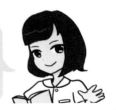

11 慢性期の看護③ ICF

障害とは、心身機能、社会活動、社会参加のどれかに
問題を抱える状態。どう対応すべきなのでしょうか?

　国際生活機能分類（ICF）は、2001 年に WHO で採択されましたが、それ以前は国際障害分類（ICIDH）という概念が使われていました。

　ICIDH は、疾患や障害があると能力の障害をきたし、それが社会的不利につながるという考え方です。たとえば、脳梗塞を発症して（疾患）、左上下肢に麻痺が残ると（機能障害）、うまく歩くことができなくなり（能力障害）、外出や仕事が難しくなる（社会的不利）という流れです。この考えを様々な場面や健康問題で適用できるように改訂したものが、ICF です。

ICF を使って患者の困難を整理する

　ICF は、**生活機能である心身機能、活動、参加のどれかに問題を抱える状態を障害**と捉え、それぞれに環境因子や個人因子などの背景も関係すると加えられました。

　脳梗塞で左片麻痺が残った状態（心身機能・身体構造）だと、うまく歩けないため（活動）、外出や仕事（参加）が難しくなります。でも、介助してくれる人がいれば、車椅子で出かけられるかもしれません（環境因子）し、仕事によってはインターネットなどを通して仕事ができ（個人因子）、社会とつながることもできるかもしれません（参加）。

　このように ICF は、障害や健康に困難があり生活に影響している人に、何がその人に困難をもたらしているのかを整理することができます。また、ICF は加齢や妊娠、ストレスという健康状態も考慮する工夫がされているので、障害のある人だけでなく、あらゆる人に適用することができます。

　慢性疾患を持つ患者だけでなく、いろいろな人の看護計画、アセスメントに使うことができるでしょう。

🍀「ICF」による生活モデルとは？

ICF
＝
国際生活機能分類

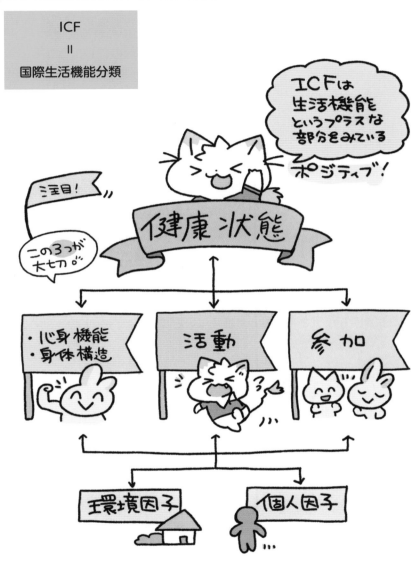

ICFは
生活機能
というプラスな
部分をみている

ポジティブ！

注目！

この3つが
大切。

健康状態

・心身機能
・身体構造

活動

参加

環境因子

個人因子

12 がん患者の看護① 集学的治療

日本人の2人に1人はがんになるといわれる時代。
がん患者にはどんなサポートが必要なのでしょうか？

　がん（悪性新生物）は日本人の死因第1位です。医療の進歩によって、様々な検査や治療法が開発されてはいますが、まだまだがんで亡くなる方は多いのが現状です。

　現在、がんの治療には、手術療法、抗がん剤などを使う化学療法、放射線療法の3種類あり、これを標準治療といいます。また、その他に免疫療法や先端医療などもあります。**これらの治療法をがんの進行度や大きさ、場所によって組み合わせる**ことを集学的治療といいます。集学的治療には、様々な職種の専門家が関わります。医師だけでなく、看護師、薬剤師、管理栄養士など、様々なサポートが必要なのです。

　がん治療は入院だけでなく、通院や在宅など様々な形で行われます。がん治療をしながら仕事をする患者も増えているため、就労をサポートするための相談も行われています。

日本のがん対策とは？

　2007（平成19）年から施行されたがん対策基本法では、がんの予防、がん医療の均てん化（高度医療の地域格差なくす）の促進、研究の推進が定められました。がん対策基本法はその後、2016（平成28）年に改正され、がん患者の雇用の継続や、がん対策に協力するよう努力することが事業者の責務として定められました。また、全国どこでも質の高い医療を提供することができるよう、全国にがん診療連携拠点病院が設置され、院内の相談支援センターでは治療や就労などの相談支援事業が行われています。

　また、2016（平成28）年に施行された**がん登録等の推進に関する法律によって、全国がん登録が実施**されています。

🍀 「集学的治療」とは？

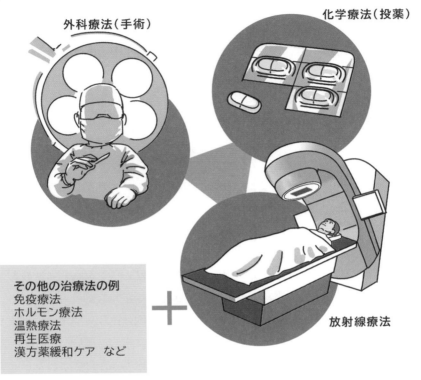

外科療法（手術）

化学療法（投薬）

放射線療法

その他の治療法の例
免疫療法
ホルモン療法
温熱療法
再生医療
漢方薬緩和ケア　など

集学的治療（複数の方法を組み合わせて治療する）

秋山先生のワンポイント講座

「癌」は上皮性の悪性腫瘍を指しますが、「がん」はすべて
の悪性腫瘍を指します。
また、全国がん登録は、がんの罹患（りかん）、診療や転帰（結末）
などの情報を国が管理するデータベースに記録し、がん
対策の基本となる様々な研究や開発に利用するというもの。
院内がん登録では病院内でより詳細な治療の情報が共有さ
れ、保存されています。

13 がん患者の看護②
化学療法

化学療法は、薬を使う、がん治療法です。
ここでは、使用される薬の特徴や副作用を押さえましょう

がんに投与される薬を抗悪性腫瘍薬といいます。

抗悪性腫瘍薬は、大きく分けて3種類。**抗がん薬**と呼ばれる細胞に傷害を与える薬、がん細胞のみに作用する**分子標的薬**、そして**ホルモン療法薬**です。がんの中にはホルモンを餌にして大きくなるホルモン依存性のものがあり、乳がんや前立腺がんなどがあります。ホルモン療法薬はホルモン依存性がんに使用される薬です。

化学療法における副作用とは？

がん細胞は他の細胞に比べて細胞分裂が盛んですが、それを狙って攻撃するのが抗がん薬です。**抗がん薬は細胞分裂が盛んな正常な細胞も攻撃**するので、様々な副作用を起こします。中でも、骨髄抑制は国家試験でよく出題されています。骨髄は毎日新しい血球を産生していますが、細胞分裂が盛んなため、攻撃されると血球の産生が障害されます。**赤血球が産生されないと貧血、白血球が産生されないと易感染、血小板が産生されないと出血傾向が起こります（汎血球減少）**。他にも、毛根を攻撃することで脱毛、胃壁を攻撃することで悪心嘔吐や食欲不振、肝・腎障害も起こります。

一方、**分子標的薬は、がん細胞のみがターゲット**です。そのため、抗がん薬で起こるような副作用は少ないものの、代わりに皮膚障害や下痢、高血圧などの副作用が見られます。また、分子標的薬は患者に投与する前に遺伝子検査などで効果がどれだけあるのかある程度予測がつくこともあり、肺がんや乳がん、胃がんなど様々ながんに使用されています。副作用の強さや出方は人それぞれ異なるため、症状に合った看護が必要になります。

🍀「抗がん薬」と「分子標的薬」の違い

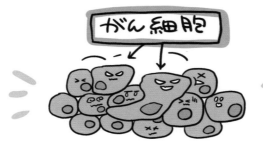

がん細胞

抗がん薬

分子標的薬

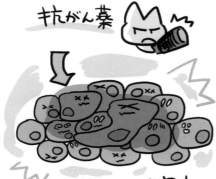

正常な細胞も
まとめて攻撃
しちゃった…

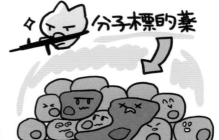

がん細胞
だけを攻撃！

秋山先生のワンポイント講座

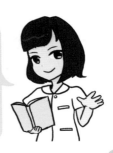

抗がん薬にはシクロホスファミド、シスプラチン、メトトレキサートなどがあり、メトトレキサートは抗リウマチ薬としても使われています（238ページ参照）。また、分子標的薬にはトラスツズマブやゲフィチニブ、イマチニブなどの種類があります。

14 がん患者の看護③ 放射線療法

「放射線療法」は、いくつかの放射線を組み合わせて
がん細胞を攻撃するもの。医療従事者も注意が必要です

放射線を当ててがん細胞を攻撃し、小さくしたり消滅させる方法が放射線療法です。放射線には様々な種類がありますが、放射線治療に使われるのは原子や分子を電離させる（ばらばらにする）強いエネルギーを持つ電離放射線です。

電離放射線は、X線やγ線の電磁波と、電子線や陽子線、重粒子線といった粒子線の2つに分類されます。X線はレントゲンと呼ばれ、検査でも使われています。これらの放射線は、がんの位置や種類によって使い分けられます。

放射線の単位も数種類あります。最もよく聞く単位のGy（グレイ）は吸収量ともいい、物質が放射線を吸収する量を表しています。

それに対して、Sv（シーベルト）はどれだけ人体に影響を及ぼすのか、被曝の程度を表しています。同じGy（吸収量）でも、放射線の種類や当たった部位によって人体への影響（Sv）は違います。

また、物質が出す放射線の量を表すのがBq（ベクレル）です。それぞれにm（ミリ）やμ（マイクロ）をつけて表します。

放射線療法で医療者が気をつけるべきこと

放射線は人体に様々な影響を与えます。そのため、放射線を扱う部署で働く医療従事者は、防護しなければなりません。

放射線防護の3原則の**1つ目は距離**。線源からできるだけ離れて作業を行います。**2つ目は時間**。放射線場での作業時間をなるべく短くします。**3つ目は遮蔽**。鉛のプロテクターを着用したり、遮蔽パネルを使用します。放射線業務に従事する医療従事者は、労働安全衛生法の特殊健康診断で年に2回、血液検査や皮膚の検査をするよう義務づけられています。

🍀「放射線療法」の効果

根治の可能性の高いもの	皮膚癌、口腔内癌（舌・歯肉・口腔底など）、子宮頸癌、悪性リンパ腫（限局型）
根治の可能性はあるが治療率の低いもの	咽頭癌、肺癌（一部）、食道癌
補助療法として用いられることが多いもの	脳腫瘍、頭頸部癌、軟部組織肉腫、肺癌、食道癌、子宮頸癌、転移性骨腫瘍など

🍀「放射線療法」の種類と方法

遠隔照射法（外部照射法）	体の外から腫瘍に向かって、様々な角度から放射線を照射する（多門照射）※
密封小線源療法（内部照射法）	放射線同位元素を針状または管状の小容器に密封し、腫瘍表面に装着したり、直接挿入して照射する
非密封小線源療法（全身的照射法）	液状の放射線同位元素を経口的・経静脈的に投与したり、直接患部に注入したりして腫瘍を照射する

※多門照射：1ヶ所の深部病巣に2方向以上から線束を集中させて照射する方法。皮膚表面の被曝線量と皮膚障害を減らすことができる。

🍀「放射線防護の3原則」とは？

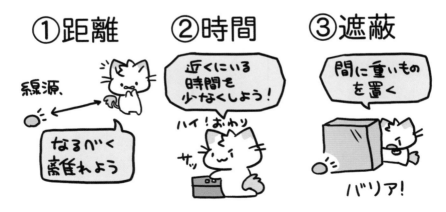

①距離　②時間　③遮蔽

外部照射と内部照射

放射線療法で行われる放射線の当て方には2種類あります。

体の外から、皮膚を通して放射線を照射する外部照射と、放射線を特殊な容器に入れてがんの近くに埋め込んだり、点滴や内服薬のようにして**体内に取り込んで体の中から照射する内部照射**です。

国家試験では、外部照射での治療の出題が多く見られます。

外部照射の副作用

外部照射では通常、1回30分程度の治療を平日5日間行い、土日はお休みするというスケジュールで治療が行われます。

これを数週間行いますが、ごく初期にみられる副作用は放射線宿酔です。宿酔は二日酔いと同じで、翌日気持ち悪かったり、食欲が落ちたりします。下痢や嘔気、嘔吐や全身倦怠感などがみられることもありますが、放射線に慣れてくる1週間〜10日後には通常、治まります。

また、皮膚炎などの副作用も出るため、皮膚の状態の観察も必要です。照射する部位の毛根が傷害されるため脱毛も見られます。**皮膚炎や脱毛はいずれも2〜3週間後から見られる副作用**です。

すぐには現れない**遅発性の副作用では、放射線肺炎や間質性肺炎、肺線維症など**があります。治療後1〜2ヶ月頃に見られることが最も多く、たいていは6ヶ月〜1年以内に現れます。患者には咳や痰、体温などの症状の観察や、インフルエンザなどの感染症に注意して生活するよう指導します。副作用がいつ頃起こるのか、時期もあわせて整理しておきましょう。

放射線を当てる部位は、がんの場所や大きさによって決められます。

毎回狙った部位に照射できるよう、マーキングといって皮膚に印をつけますが、患者が入浴などで消さないよう注意が必要です。

❀「放射線療法」の副作用

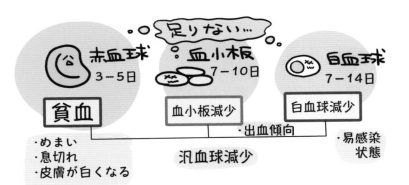

足りない…

赤血球 3〜5日
血小板 7〜10日
白血球 7〜14日

貧血
血小板減少
白血球減少

・出血傾向
・易感染
　状態

・めまい
・息切れ
・皮膚が白くなる

汎血球減少

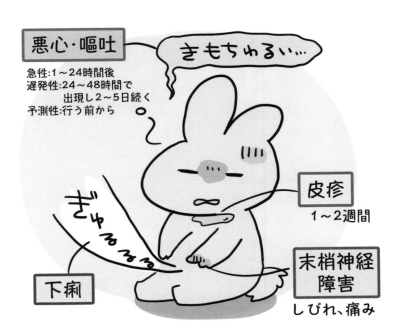

悪心・嘔吐

急性:1〜24時間後
遅発性:24〜48時間で
　　　　出現し2〜5日続く
予測性:行う前から

きもちゅるい…

皮疹
1〜2週間

末梢神経
障害
しびれ、痛み

下痢

15 終末期の看護①
アドバンス・ケア・プランニング

「終末期」は、治らない病気によって死を迎えるまでの期間。この時期の患者とはどう接するべきでしょうか？

終末期の看護は、病院、在宅、施設など、様々な場所で展開されます。

また、死の受け止め方も患者の年齢や環境などによって様々です。

青年期であれば、患者本人だけでなく家族への援助も重要です。成人期では仕事や家族への影響も大きいため、社会資源の情報提供なども必要です。老年期では、比較的穏やかに死を受け止めることが多いものですが、個人差もあります。

精神科医キューブラー・ロスは死を受け入れる人の心理過程を5段階に分けて考えました。最初は否定で、現実を認められない状態です。次に怒りの段階で、死ななければならないことへ怒りを感じます。次の取り引きの段階では、手術や薬など治療を受ければ治るかもしれないと期待を抱き、それが無効であるとわかると抑うつの段階に入り、受容の段階へ続きます。看護師はそれぞれの段階で、必要な言葉かけやケアを展開する必要があります。

終末期で大事なのは患者の意思

終末期ではとくにクオリティ・オブ・ライフ（QOL：生活の質）が重視されます。エンド・オブ・ライフケアといって、最期までその人らしく過ごすことができるよう援助し、身体的苦痛を取り除いて、家族や本人の意思を尊重します。

近年では、アドバンス・ケア・プランニングという概念が重視されています。一時期話題になった「人生会議」という言葉と同じで、終末期に自分の意思の表示が難しくなったときに備えて、今後の治療や療養生活について家族や医療従事者と話し合っておくこと。具体的には、アドバンス・ディレクティブ（事前指示）や、リビング・ウィルとして、事前に終末期の医療行為に関する意思を書面などで表示しておくことなどがあります。

🍀「死の受容の5段階」

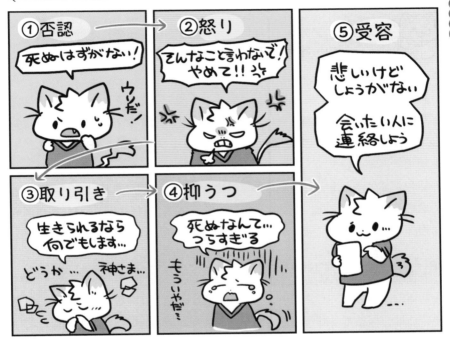

🍀「アドバンス・ケア・プランニング」とは？

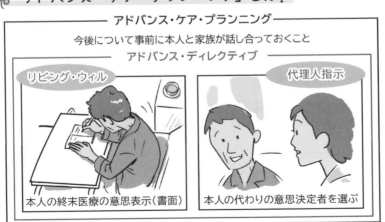

16 終末期の看護②　緩和ケア

緩和ケアのメインは痛みの軽減ですが、それだけでなく
心理的・社会的問題などの改善も含まれます

　終末期に患者が抱える問題は様々です。疾患による痛みなどの身体的問題に加え、**心理的、社会的、スピリチュアル（霊的な）など、様々な問題に対して予防や対処をし、クオリティ・オブ・ライフ（QOL）を改善**することを緩和ケアといいます。

　緩和ケアはがん患者だけではなく、生命を脅かす病であればすべての患者に適応されます。また、患者だけではなく、家族に対しても行われ、医師や看護師など様々なスタッフが関与してケアが計画されます。

緩和ケアで重要な疼痛コントロール

　身体的問題の中でも、痛みは患者の QOL に大きな影響を与えます。痛みや苦痛は、疾患だけではなく睡眠不足や精神状態、他の症状との関係などで大きくなります。逆に、共感や理解、人との触れ合いなどによっても疼痛は軽減されるので、家族や看護師の役割は重要です。

　疼痛の軽減には鎮痛薬を使用します。これを疼痛コントロール、疼痛軽減治療などといいます。疼痛軽減治療は、WHO の疼痛軽減治療の目標に沿って行われます。第1段階は痛みに妨げられない睡眠時間の増加。第2段階は安静時の痛みの消失。第3段階は起立時、体動時の痛みも消失すること。**痛みが出たら薬で消すのではなく、痛みがない生活が目標**なのです。

　また、疼痛治療には5つの原則があります（疼痛治療の5原則）。①経口与薬を基本とすること、②時刻を決めて与薬すること、③痛みの程度に合った鎮痛剤を選ぶこと、④患者に合った適量を決めること、⑤細かな配慮をすること、です。⑤の細かな配慮とは、たとえば痛みや薬、疾患についての情報をわかりやすいように説明すること（インフォームドコンセント）や、副作用を可能な限り防止することなどが含まれます。

❀終末期の看護の目的

身体的苦痛
痛み
他の身体症状
日常的動作の支障

社会的苦痛
経済的な問題
仕事上の問題
家庭内の問題

すべての苦痛を
取り除くのが目標

精神的苦痛
不安
いらだち
うつ状態

スピリチュアルな苦痛
生きる意味への問い
死への恐怖
自責の念

❀「疼痛治療の5原則」

①by mouth
経口摂取

②by the
clock
時間を決める

③by the
ladder
疼痛ラダー
に合わせて

④by the
individual
患者さんに
合った量

⑤attention
to detail
細かい配慮

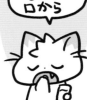
点滴より...
なるべく
口から

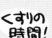

くすりの
時間！
10:00
ピピピピ

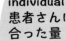

〜g
2錠

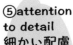
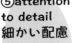

声かけ！
飲み
づらく
ないですか？

秋山先生のワンポイント講座

「終末期は病院でなく自宅で過ごしたい」という患者や家族が増えていることから、疼痛コントロールも在宅で行われることが多くなっており、国家試験では在宅看護の分野でも出題されます。

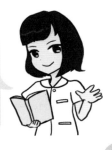

17 終末期の看護③ 疼痛治療ラダー

疼痛治療はいきなり強い薬を使うのではなく、痛みに応じた
ものを選びます。これが「疼痛治療ラダー」です

WHOでは、鎮痛薬を使用する際、痛みの強さに応じて使用する薬剤を分けています。これを疼痛治療ラダーといいます。ラダーとははしごや階段のことで、「**はしごを昇るように段階を踏んで使用する薬の種類を追加したり変更したりしていく**」ということです。突然強い鎮痛薬を使用して痛みをコントロールするのではなく、前項の疼痛軽減治療の5原則にもあったように、痛みの強さに応じた鎮痛薬を選びます。

疼痛治療ラダーの1～2段階の薬

疼痛治療ラダーで使用する鎮痛薬は、**オピオイド**によって分類されています。オピオイドとは、一般に麻薬性の鎮痛薬を指すことが多いのですが、すべてのオピオイドが麻薬なのではありません。オピオイドはオピオイド受容体に結合し、モルヒネのような効果を表す薬品の総称で、強い鎮痛作用があります。

最初の段階で使用する鎮痛薬は、ごく弱めのもので非オピオイド、いわゆる **NSAIDs（非ステロイド系鎮痛薬）** です。**アスピリンやインドメタシン**など普段から使用されるもので、麻薬ではありません。

それでも効かない疼痛には、2段階目の鎮痛薬、弱オピオイドで、**ペンタゾシン、コデインリン酸塩**などを使用します。ペンタゾシンは術後の疼痛コントロールなどにも使用します。コデインリン酸塩のように腸への副作用は強くありませんが、悪心嘔吐や眠くなるといった副作用があります。

ペンタゾシンは麻薬ではありませんが、コデインリン酸塩は、麻薬性の鎮痛薬です。コデインリン酸塩は、鎮痛効果はさほど高くないのですが、強い鎮咳作用があるため咳止めとして、また、便秘や腸蠕動抑制などの副作用があるため、止瀉薬としても用いられることもあります。

🍀 WHO の「疼痛治療ラダー」とは？

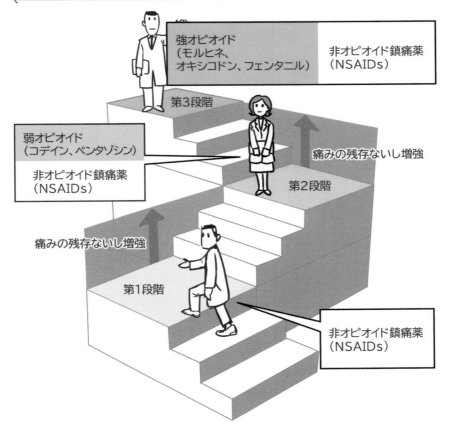

強オピオイド
（モルヒネ、
オキシコドン、フェンタニル）

非オピオイド鎮痛薬
（NSAIDs）

第3段階

弱オピオイド
（コデイン、ペンタゾシン）

非オピオイド鎮痛薬
（NSAIDs）

痛みの残存ないし増強

第2段階

痛みの残存ないし増強

第1段階

非オピオイド鎮痛薬
（NSAIDs）

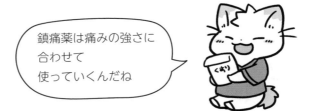

鎮痛薬は痛みの強さに
合わせて
使っていくんだね

疼痛治療ラダー3段階の薬

1段階も2段階も効かなかった場合、3段階目の鎮痛薬に変更されます。

3段階目は強オピオイドです。ほとんどが麻薬性の鎮痛薬で、**モルヒネ**や**フェンタニル、オキシコドン**などがあります。

フェンタニルは貼付剤として用いられ、消化器症状が強く、経口与薬が難しい患者に適しています。貼る場所は、胸部や腹部など体毛が少なく面積の広い部位で、3日（72時間）ごとに貼り換えます。

3段階目で使われる薬のうち、**ブプレノルフィン**だけは麻薬ではないため、宗教など様々な理由で麻薬を使用できない患者にも用いることができます。

モルヒネの副作用

3段階目の薬のうち、**モルヒネ**は強い鎮痛作用があり、ほとんどの痛みに効果があるとされています。座薬や注射薬、錠剤、散剤（粉薬）、内服薬などのタイプがあり、錠剤には徐放剤などの種類があります。**徐放剤は、成分が少しずつ放出されるように加工されており、長時間効果が持続**するため、多くは定時薬として使われます。

内服液はモルヒネ水や水薬と呼ばれることもあり、シロップのようになっています。**速効性がある薬は、定時薬を飲んでいても出てくる痛みに対して、レスキュードーズ**として使われます。

強い鎮痛作用の一方、モルヒネには様々な副作用があります。悪心嘔吐や血圧低下の他、便秘も生じることの多い副作用で、下剤や浣腸を使用してコントロールします。

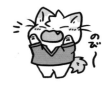

♣「疼痛治療ラダー」で使われる薬

		薬剤名	主な薬品名	
非オピオイド		【非ステロイド性消炎鎮痛薬（NSAIDs）】 　ジクロフェナクナトリウム 　ロキソプロフェンナトリウム水和物 　インドメタシン 　アスピリン 【非ピリン系解熱鎮痛薬】 　アセトアミノフェン	ボルタレン ロキソニン インドメタシン アスピリン ピリナジン	非麻薬性
オピオイド	弱	酸塩ペンタゾシン トラマドール塩酸塩	ソセゴン（内服薬） ペンタジン（内服薬） トラマール（内服薬）	非麻薬性
		コデインリン酸塩	コデインリン酸塩（内服薬）	麻薬性
	強	ブプレノルフィン塩酸塩 ブプレノルフィン	レペタン（注射薬） ノルスパン（貼付剤）	非麻薬性
		モルヒネ塩酸塩 モルヒネ硫酸塩水和物 フェンタニル フェンタニルクエン酸塩 オキシコドン塩酸塩水和物	アンペック（坐薬） オプソ（内服薬） MSコンチン（内服薬） デュロテップ（貼付剤） イーフェン（口腔粘膜吸収薬） オキシコンチン（内服薬）	麻薬性

♣「オピオイド」の副作用

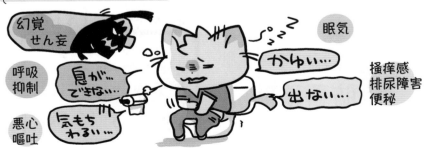

幻覚
せん妄

眠気

呼吸
抑制

息が…
できない…

かゆい…

出ない…

掻痒感
排尿障害
便秘

悪心
嘔吐

気もち
わるい…

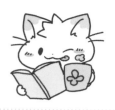

ムーアの分類

くわしくは
44ページ

第1相
傷害期
術後 2～4日

第2相
転換期
術後 3～7日

第3相
筋力回復期
術後 2～5週

第4相
脂肪蓄積期

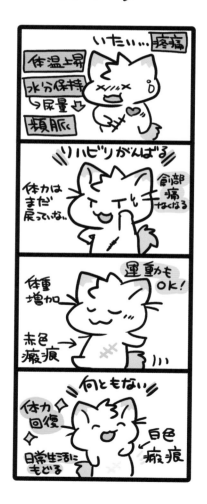

第 **3** 章

呼吸機能障害

呼吸機能検査は手術前の体の機能評価に
使われたりするよ！
各項目の名称を頭に入れつつ、正常と異常、
異常に対する対応を考えてみよう！

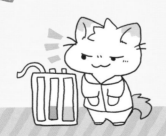

1 肺癌

肺癌は肺にできる悪性腫瘍で、日本人の死因第1位。
原因やできやすい場所、リスクなどを押さえましょう

肺癌は、**肺にできる悪性腫瘍**です。現在、日本人の死因第1位の悪性新生物のうち、男性では第1位、女性では第2位です。女性の第1位である大腸癌との差はわずかで、**男女全体での死因第1位は、肺癌です。**

肺癌の4つの型

肺癌は、組織学的に主に4つの型に分かれます。

鼻や口から入った空気は、気管・気管支を通って肺胞に送られていきます。**気管支が肺に入り込む入口の部分を肺門部といい、ここにできやすいのが、**①**小細胞癌と、**②**扁平上皮癌です。肺の入口にできやすい癌のため、喫煙と非常に関係が深い**とされています。日本では喫煙率は徐々に下がってきていますが、依然として女性より男性のほうが喫煙率は高く、そのため扁平上皮癌は男性に多い肺癌です。

小細胞癌は、肺癌の中でも転移しやすく、進行も早いので、最も予後（病後の経過）の悪い癌です。一方で、他の癌に比べて抗癌剤による化学療法や放射線治療の効果が高いので、手術ではなく化学療法や放射線治療が第一選択になります。

肺の末梢部にできやすい癌が、③**腺癌と、**④**大細胞癌です。**

末梢部なので、喫煙との関係はさほど大きくありません。肺癌全体の60%くらいが腺癌で、最も多く見られる型ですが、中でも女性に多い癌です。

小細胞癌以外の型では、癌の大きさや転移の有無、患者の年齢やQOLなどを考慮して、手術療法が適用できるか検討し、化学療法や放射線療法が並行して行われます。

🍀「肺癌」の組織型による分類

組織型	扁平上皮癌	腺 癌	小細胞癌	大細胞癌
肺癌に占める割合	約15%	約60%	約15%	約5%
発生部位	肺門部に多い	末梢部に多い	肺門縦隔に多い	末梢部に多い
喫煙との関係	大	小	大	小〜中
性 別	男 性	女性では70%を占める	男 性	男 性
発育速度	ゆるやか	比較的遅い	非常に遅い	速い
転 移	少ない	しやすい	非常にしやすい	しやすい

肺癌は日本人の
死因第1位!

秋山先生のワンポイント講座

肺癌は、癌ができやすい部位と特徴、組織型の分類をしっかり押さえましょう!

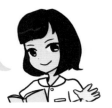

　前ページで、肺門部にできる癌はとくに喫煙と深い関係があると説明しましたが、**喫煙による肺癌のリスクの目安**となるのが、ブリンクマン指数です。

ブリンクマン指数＝喫煙年数×1日の喫煙本数

　ブリンクマン指数は**400以上で肺癌のリスクが高くなり、600以上でハイリスク**になります。実際に計算してみましょう。

例題

Aさん（65歳、男性）は20歳頃から毎日1箱（20本）のタバコを吸っていたが、60歳のときに禁煙した。ではAさんのブリンクマン指数は？

【解答】　Aさんの喫煙年数（60－20＝40）に、1日の喫煙本数をかける。
　　　　　40×20＝800
　　　　　Aさんのブリンクマン指数は800

　Aさんのリスクがかなり高いということがわかると思います。

肺癌のリスク因子と初期症状

　また、直接タバコを吸っていなくても、**受動喫煙など副流煙を吸い込むことで肺癌のリスクは高まる**ため、少しでもそのリスクを減らそうと、健康増進法が改正され、分煙や禁煙対策が行われています。

　その他にも、大気汚染や遺伝、年齢、職業性疾病の項でも述べた**石綿（アスベスト）も肺癌のリスク因子**となります。

　肺癌は、初期は無症状で経過しますが、進行すると咳嗽（がいそう）や血痰、呼吸困難、声がかすれる嗄声（させい）が見られます。肺癌検診では、胸部レントゲン検査や喀痰（かくたん）細胞診が行われますが、早期発見はなかなか難しいのが現状です。

🍀「ブリンクマン指数」とは？

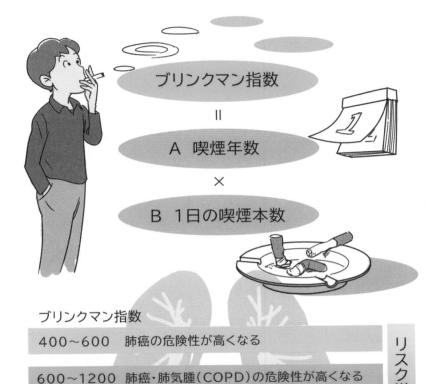

ブリンクマン指数

=

A　喫煙年数

×

B　1日の喫煙本数

ブリンクマン指数

400〜600　　肺癌の危険性が高くなる

600〜1200　肺癌・肺気腫（COPD）の危険性が高くなる

1200〜　　喉頭癌の危険性が高くなる

リスク増！

秋山先生のワンポイント講座

身近に喫煙の習慣がある人がいたら、ブリンクマン指数を計算してあげましょう。禁煙のきっかけになるかもしれません。

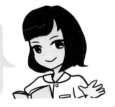

2 スパイロメトリー

「スパイロメトリー」は吸って吐くだけで、
肺の機能を調べられる検査です

その人が、どのくらい息を吸ったり吐いたりできるのかという換気機能を見るのが、スパイロメトリー（肺機能検査）です。

スパイロメトリーは鼻を専用のクリップ（ノーズクリップ）でつまんで、マウスピースをくわえて、口から出たり入ったりする空気の量を測り、結果をもとに、閉塞性換気障害（へいそくせい）や拘束性換気障害（こうそく）などを調べる検査です。

以下の数値から右のグラフに当てはめて考えます。

- %肺活量（% VC）＝年齢や身長、性別から出される予測肺活量にどれだけ近いか（主に息を吸う能力がわかる。基準値80%以上）
- 1秒率（$FEV_{1.0}$%）＝努力性肺活量のうち、最初の1秒間で吐き出された空気の割合（主に息を吐く能力がわかる。基準値70%以上）

閉塞性換気障害と拘束性換気障害

閉塞性換気障害では、うまく息を吐きだせなくなります。つまり、**1秒率が下がります。気管支喘息（きかんしぜんそく）や慢性気管支炎（まんせいきかんしえん）、肺気腫（はいきしゅ）など**が当てはまります。気管支喘息や気管支炎で気管が狭くなっていたり、肺気腫で肺胞が膨張しすぎていたりすると、息がうまく吐き出せないのです。吸う能力は落ちませんから、右ページのような横軸に%肺活量、縦軸に1秒率の表では右下に来ます。

拘束性換気障害では、息がうまく吸えなくなります。つまり、**%肺活量が下がります。肺線維症（はいせんいしょう）や間質性肺炎（かんしつせい）、塵肺（じんぱい）など**が当てはまり、これらの疾患で肺が固くなっていると、肺がうまく広がらないので息をたくさん吸うことができなくなります。息を吸うのが難しいため、右ページの表では左上に来ます。

🍀「スパイロメトリー」でわかること

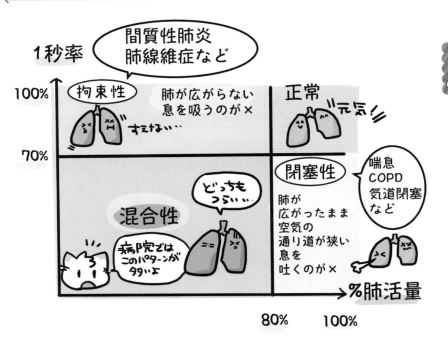

1秒率

間質性肺炎
肺線維症など

拘束性　肺が広がらない
息を吸うのが×

すえない…

100%

正常　"元気!"

70%

閉塞性　喘息
COPD
気道閉塞
など

どっちも
つらい…

混合性

病院では
このパターンが
多いよ

肺が
広がったまま
空気の
通り道が狭い
息を
吐くのが×

%肺活量

80%　100%

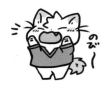

のびー

秋山先生のワンポイント講座

スパイロメトリーの表と、閉塞性換気障害・拘束性換気障害を判断させる問題は、国家試験で多く出題されますよ。なお、肺気量については1巻でも解説しています。

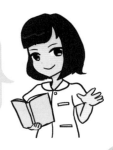

気管支喘息

「気管支喘息」は気管支が狭くなることで息が吐けなくなる疾患。原因や対処法、治療法を見ていきましょう

気管支喘息は、様々な原因で気管支が狭くなってしまう疾患です。

前ページで説明したように、気管支や気管が狭くなり、**息がうまく吐き出せないため、1秒率が落ちる閉塞性換気障害**です。

主な原因は小児と成人で異なり、外因型は小児に多く、**I型アレルギーが関係**しています。一方で内因型は成人に多く、アレルギーとの関連性は低いとされています。

気管支喘息の症状

気管支喘息の症状で特徴的なのは、喘息発作です。**夜間や早朝に、呼気性呼吸困難（息がうまく吐けない）が起こります。**

呼吸が苦しいとき、あなたはどんな姿勢をとりますか？

多くの人は、自然に起座位になります。起座位とは、座位（座った状態）よりも上半身を前に倒して、オーバーテーブルや枕などに寄りかかる姿勢をいいます。こうすると横隔膜が下がりやすく、胸郭が広がりやすいので、呼吸がとても楽になるのです。

発作の程度は、呼吸不全、大発作、中発作、小発作に分類されており、主にパルスオキシメーター（動脈血酸素飽和度：S_PO_2）の値で決まります。右の表のように、**中発作の$S_PO_2$92〜95%を覚えておく**と、96%以上で小発作、91%以下で大発作と判断できます。大発作と呼吸不全は、意識レベルの低下で判断することが多いようです。発作の程度によって、会話ができたり水分摂取を勧めたりと看護の展開が異なるので、注意が必要です。

その他に喘鳴や、笛のような高い音（高調性連続性副雑音）が聞かれることもあります。また、血液中のIgE抗体（I型アレルギーの場合）や、好酸球の増加などが見られます。

☘「気管支喘息」の気道の状態

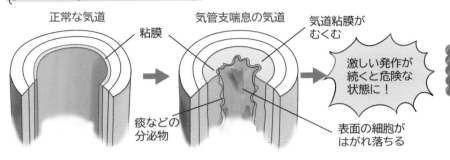

正常な気道　　　　　気管支喘息の気道　　　気道粘膜が
むくむ

粘膜

激しい発作が
続くと危険な
状態に！

痰などの
分泌物

表面の細胞が
はがれ落ちる

☘ 小児気管支喘息の発作強度判断基準

（「小児気管支喘息治療・管理ガイドライン 2012」より）

		小発作	中発作	大発作	呼吸不全
呼吸の状態	喘 鳴 陥没呼吸 呼気延長 起坐呼吸 チアノーゼ 呼吸数	軽 度 なし〜軽度 なし 横になれる なし 軽度増加	明らか 明らか あり 坐位を好む なし 増 加	著 明 著 明 明らか※ 前屈みになる 可能性あり 増 加	減少または消失 著 明 著 明 あ り 不 定
覚醒時における小児の 正常呼吸数の目安		＜ 2 ヶ月 <60 ／分 2 〜 12 ヶ月 <50 ／分 1 〜 5 歳 <40 ／分 6 〜 8 歳 <30 ／分			
呼吸困難感	安静時 歩行時	な し 急ぐと苦しい	あ り 歩行時著明	著 明 歩行困難	著 明 歩行不能
生活の状態	話し方 食事の仕方 睡 眠	一文区切り ほぼ普通 眠れる	句で区切る やや困難 時々目を覚ます	一語区切り 困 難 障害される	不 能 不 能
意識障害	興奮状況 意識低下	正 なし	やや興奮 なし	興 奮 ややあり	錯 乱 あ り
PEF	（吸入前） （吸入後）	＞ 60% ＞ 80%	30 〜 60% 50 〜 80%	＜ 30% ＜ 50%	測定不能 測定不能
SpO₂（大気中）		≧ 96%	92 〜 95%	≦ 91%	＜ 91%
PaCO₂		＜ 41mmHg	＜ 41mmHg	41〜60mmHg	＞60mmHg

判定のためにいくつかのパラメーターがあるが全部を満たす必要はない
※多呼吸のときは判定しにくいが大発作時には呼気相は吸気相の 2 倍になる
注：発作強度が強くなると乳児では肩呼吸ではなくシーソー呼吸を呈するようになる。呼気・吸気
時に胸部と腹部のふくらみと陥没がシーソーのように逆の動きになるが、意識的に腹式呼吸を
行っている場合はこれに該当しない

気管支喘息の治療

　喘息発作に対しては、酸素投与、気管支拡張薬のテオフィリン、ステロイドの投与などが行われます。発作の程度によっては、大量のステロイドを経静脈的に投与することもあります（パルス療法）。

　吸入ステロイドはパウダー式や吸入液式があります。内服などに比べると副作用が少なくて済みますが、免疫抑制作用があるので、**使用後は必ずうがいをしなくてはいけません**。口の中に残ってしまうと、免疫抑制作用が働くことで、口腔カンジダなどの原因になるからです。また、発作を起こさないよう、ステロイドの抗炎症作用で気管支を守るため、**吸入ステロイドは発作がないときも定期的に使用**しなければなりません。吸入器をくわえる前に軽く息を吐き、くわえたら深く吸い込みます。そして吸入したら、薬剤が気管支に行き渡るまで少しの間息を止めておくことも重要です。

日常生活で気をつけること

　気管支喘息では、どんな時に発作が起こりやすいのかを把握し、セルフモニタリング（自己管理）できるようにしなくてはいけません。

　そのため、**ピークフロー値を朝晩1日2回測定して記録するピークフロー日誌をつける**こともあります。ピークフローとは、思いきり息を吸って、勢いよく吐き出した時のスピードを測定するもので、気道の閉塞状態の目安になります。

　また、ストレスを避ける、バランスのよい食生活や適度な運動を行うなど、生活習慣の見直しを行うことも大切です。

　気管を守るために、インフルエンザの予防接種や手洗い、マスクなどの感染症予防、**小児のアレルギーⅠ型の場合はハウスダストなど原因となるものの除去**など、幅広く日常生活指導が必要になります。

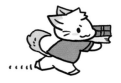

☘「気管支喘息」の症状と「ピークフロー日誌」

○ピークフロー日誌

↳ ピークフロー値:努力呼気時の最大
　　　　　　　　 呼気流量

朝と夕の2回測定する

気道の過敏性と
関係するため

・測定値

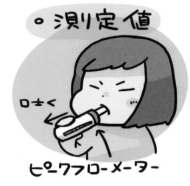

口ずく

ピークフローメーター

・症状

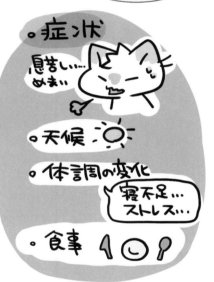

息苦しい…
めまい

・天候 ☀

・体調の変化

寝不足…
ストレス…

・食事 🍴🍽🥄

秋山先生のワンポイント講座

国家試験では、小児のアレルギーI型での出題が多く見られます。また、ステロイドの使用方法や注意点についてもよく出題されていますので、押さえておきましょう！

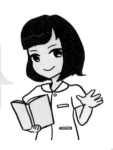

4 肺気腫

肺胞そのものが傷つくのが「肺気腫」。
原因には喫煙の他、大気汚染なども関係しています

　タバコは、肺癌のリスクを上げるだけでなく、**肺胞そのものを損傷してしまうリスクも上がります**。それが肺気腫です。

　長期間タバコの煙にさらされていると、肺胞の壁が破壊されていきます。肺胞は、息を吸うときは風船のように広がり、息を吐くときはしぼんで空気を押し出しますが、肺気腫になるとうまくしぼむことができなくなり、**息を吐ききることができません**。この状態を**肺コンプライアンス（肺の柔らかさ）の上昇**といいます。肺胞が破壊されて広がったままになっているので、肺が柔らかくなっており、肺コンプライアンスが上昇するのです。原因としてはタバコだけでなく、大気汚染や加齢も関係しています。

　肺胞は徐々に破壊されていきますが、特効薬はなく、破壊された肺胞は二度と元には戻りません（不可逆的）。人の肺には約3億の肺胞があるといわれていますが、残された肺胞を使って呼吸していくしかないのです。

肺気腫の症状

　肺気腫は壊れた肺胞が増えていくことで、症状が徐々に現れます。

　特徴的なのは、息切れや呼吸困難、**ばち状指**といわれる、太鼓のバチのように指先がふくれてしまう症状です。これは指先に慢性的に酸素が足りず、毛細血管が増殖することで起こります。

　また、息を吐ききることができないので、二酸化炭素がたくさんたまり（$PaCO_2$の上昇）、体が酸性に傾いて、**呼吸性アシドーシス**になります。さらに進行すると、肺に血液をうまく送れないため、**右心に負荷がかかり、右心不全になります**。この状態を**肺性心**といいます。右心不全の症状である下肢の浮腫、頸静脈怒張などに注意して観察する必要があります。

❀「ばち状指」とは？

手の指が
太鼓のばちのように
変形する！

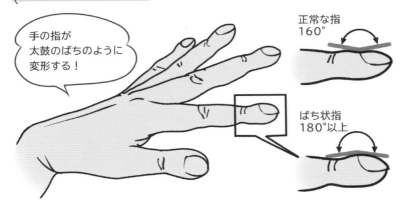

正常な指
160°

ばち状指
180°以上

❀「肺性心」のしくみ

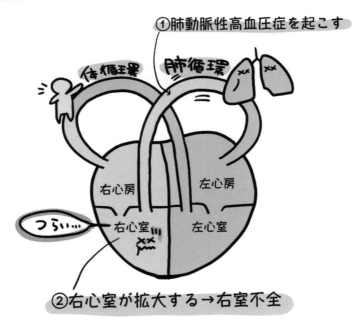

①肺動脈性高血圧症を起こす

体循環　肺循環

右心房　左心房

つらい…

右心室　左心室

②右心室が拡大する→右室不全

意識障害を起こす CO_2 ナルコーシス

肺気腫の看護で大切なのは、CO_2 ナルコーシスの予防です。

私たちの呼吸は、延髄にある中枢化学受容体からの情報でコントロールされています。ここでは動脈血中の二酸化炭素（$PaCO_2$）の濃度を見張っていて、二酸化炭素の濃度が濃くなると呼吸回数を増やすという命令が出ます。私たちは自分の意思で呼吸を止められますが、長く息を止めていると意思とは裏腹に息を吐いてしまいますよね。これは中枢化学受容体の情報をもとに、呼吸中枢が指令を出しているからです。これが通常のコントロールの状態です。

しかし肺気腫の人は、いくら呼吸中枢に命令されても肺胞が壊れているので、動脈血中の二酸化炭素は減りません。すると、中枢化学受容体は情報を送るのをやめてしまいます。その結果、**大動脈体にある末梢化学受容体の情報のみで呼吸がコントロール**されることになります。ここでは動脈血中の酸素の濃度（PaO_2）を見張っていて、**酸素濃度が低くなると、呼吸回数を上げて**酸素を体内に取り込むという指令を出します。

この末梢化学受容体がメインで動いている肺気腫の人に、高濃度の酸素を投与したらどうなるでしょう？　動脈血中の酸素の濃度が高くなるため呼吸しろという指令が途絶えてしまい、呼吸が止まって意識障害を起こします。これが、CO_2 ナルコーシスです。

在宅酸素療法での注意点

症状が進むと、在宅酸素療法（HOT）の適応になります。しかし、常に看護師がいるわけではない在宅酸素療法では、患者や家族が苦しいからと勝手に酸素濃度を上げてしまうことがあります。すると、先に述べたように CO_2 ナルコーシスを起こすことがあります。**苦しくても勝手に酸素濃度を上げてはいけない**ことを説明し、患者本人や家族に酸素の扱い方を理解してもらう必要があります。

また、火の取り扱いにも注意が必要です。酸素は引火性があるため、ガスストーブなどの**火気は 2m 以内で使用しない**ように指導します。

🍀「CO₂ナルコーシス」のしくみ

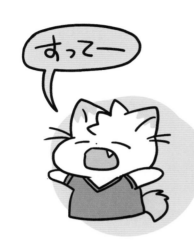

すってー

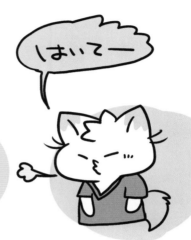

はいてー

通常

主にCO₂を
感知する

CO₂

呼吸不全時

CO₂

O₂を感知
→酸素の投与が
　多すぎると
　呼吸抑制が
　起こる

O₂

✎ 秋山先生のワンポイント講座

なぜ高濃度の酸素投与が禁止なのかは試験でも出題される
ことが多いので、きちんと理解しておきましょう。
また、肺気腫の患者は風邪をひくと肺炎など重篤な状態に
なりやすいため、インフルエンザの予防接種やマスクの着
用、手洗いなど、感染予防に気をつける必要があります。

5 気胸

気胸は肺に穴があく疾患で、原因によって分類されます。
穴は自然にあくことも、事故などであくこともあります

様々な原因で、**肺に穴があいてしまった状態**を気胸といいます。

肺は、自分でふくらんだり縮んだりする能力はありません。肺が入っている**胸腔の中が陰圧（-5〜-8cmH₂O）**なので、肺は引っ張られてふくらんでいます。しかし、肺に穴があくとそこから空気が漏れて、肺は縮んでしまいます。風船に穴があいてしぼむのと同じ状態です。

自然気胸

自然に穴があいてしまう状態で、痩せ型で長身の若い男性に多く見られます。思春期に急激に背が伸びると、胸腔も大きくなり、肺も成長します。そのときに肺の成長が追いつかず一部分が薄くなってしまい、穴があきやすくなって、何らかのきっかけで自然に穴があいて気胸になります。

外傷性気胸

交通事故や胸を強く打ったり、肋骨骨折などで穴があくことで起きます。

医原性気胸

中心静脈からカテーテルを入れるときなど、鎖骨下静脈を使うと、誤って針を肺に刺してしまうことがあります。医療行為が原因なので**医原性**といいます。中心静脈カテーテルを入れた後は、必ず胸部レントゲンを撮って、カテーテルの位置や、肺の状態を確認します。

続発性気胸

慢性肺疾患（肺気腫や肺繊維症）や子宮内膜症など、他の疾患によって起こる気胸です。

緊張性気胸

穴のあいたほうの胸腔内圧がどんどん高くなり、左右の肺の真ん中（縦隔）にある心臓を外から圧迫することで、循環不全が起こります。**閉塞・拘束性ショック**を起こす場合があり、緊急対応が必要となります。

✿「気胸」のとき肺はどうなっている？

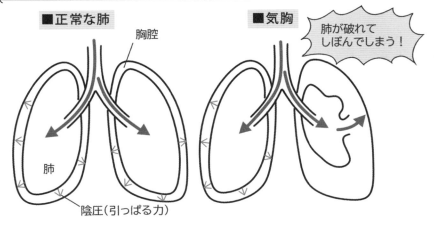

■正常な肺　　　　　　　■気胸

胸腔

肺が破れて
しぼんでしまう！

肺

陰圧（引っぱる力）

✿「気胸」の分類

自然気胸	特発性	肺尖部に生じた bulla・bleb の破綻により胸腔内に空気が漏れて発症するもの。**10 代後半〜 20 代前半の細長型の男性に多い**
	続発性	肺内に多発する肺嚢胞の破裂により発症するもの。60 〜 70 代の喫煙歴のある男性に多い。慢性肺疾患に続発することがある
外傷性気胸		**交通事故などの外傷**により発症するもの
医原性気胸		IVH 挿入、ペースメーカー挿入、針穿刺、針生検など**医療上の手技により肺が損傷**し発症するもの

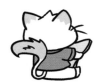

秋山先生のワンポイント講座 🖊

国家試験では各気胸の原因について出題されるので、押さえておきましょう！

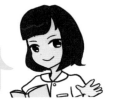

気胸の症状

　気胸は肺に穴があくので、**呼吸困難が起こります**。また、痛みを感じることが多いですが、この胸痛は、穴があいたほうだけが痛い、**片側性の胸痛が生じます**。それに伴い、チアノーゼが見られたり、パルスオキシメータ（SpO₂）の値が低下するため、バイタルサインにも注意が必要です。

　また、聴診器を当てたとき、穴があいている側（患側）では、呼吸音が聴こえなくなったり、弱くなったりします。これは**呼吸音に左右差が出る**ということです。

胸腔ドレーン

　気胸の治療は、水封式胸腔ドレナージ法という方法を使います。

　ドレーン挿入は局所麻酔で行います。**バッグには3つの部屋があり、患者側から、排液部、水封部、吸引圧調整部**です。排液部は、気胸ではあまり関係ありませんが、手術後や胸水がたまっているときは、血液や胸水が排液されるので、量や性状を観察し、7〜8割くらいたまってきたら交換する必要があります。

　観察で重要なのは、真ん中の水封部です。ここには生理食塩水でも水道水でもなく、**必ず滅菌蒸留水を入れます**。健康な人は胸膜や皮膚があって、胸腔と外の世界とはつながっていません。でも、ドレーンを挿入すると、外の世界とつながってしまいます。外の世界との境目がこの水封部。体の中と外の世界とを区切る役割があるから滅菌でなければならないのです。また水封部は、正常にドレナージが行われていれば、**患者が呼吸をすると水面が動きます**。息を吸うたび胸が上下するのと同じです。この呼吸性移動があることをしっかり確認する必要があります。その他、**エアリーク（気泡）の観察なども必要**です。

　吸引圧調整部の**吸引圧は、医師の指示により-10〜-15cmH₂Oに設定し**ます。陰圧に保つということです。ここにも通常は滅菌蒸留水を入れますが、水封部と違い絶対に滅菌でなければいけないわけではありません。

🍀「胸腔ドレーン」とは？

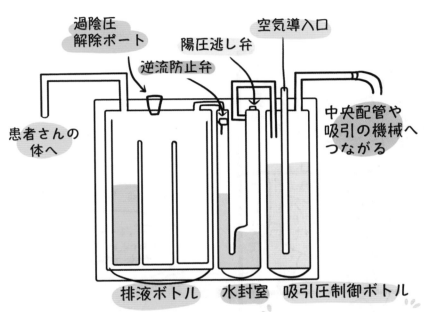

過陰圧
解除ポート

陽圧逃し弁

空気導入口

逆流防止弁

患者さんの
体へ

中央配管や
吸引の機械へ
つながる

排液ボトル　　水封室　吸引圧制御ボトル

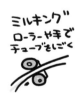

ミルキング
ローラーや手で
チューブをしごく

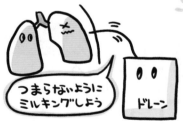

つまらないように
ミルキングしよう

ドレーン

胸腔ドレーン管理の
ポイント

・患者さんの胸腔より
　低い位置におく
・ドレーンが抜けていないか
・チューブが折れていないか

秋山先生のワンポイント講座

国家試験では、バッグの管理（刺入部よりも低い位置に置くなど）や、皮下気腫（皮下組織の中に外部から入った空気がたまる）の観察も出題されています。

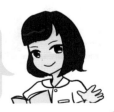

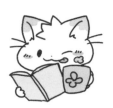

＊ スパイロメトリーはたいへん！

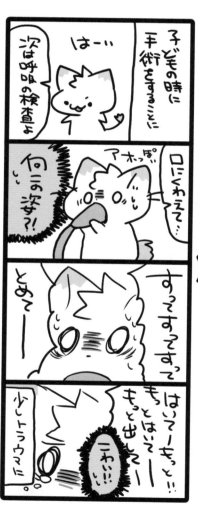

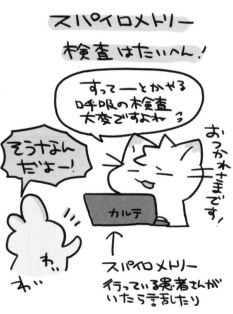

スパイロメトリー
検査はたいへん！

すってーとかやる
呼吸の検査
大変ですよね？

そうなん
だよー！

おつかれさまです！

カルテ

スパイロメトリー
イラっている患者さんが
いたら言ったり

第 4 章

循環機能障害

循環器は心電図だけでなく、エコーなどの
検査も行って心臓の機能を評価することが
多いよ。心筋梗塞などすぐに治療が
必要な疾患も多いので、疾患の特徴と
治療・看護はセットで勉強しよう！

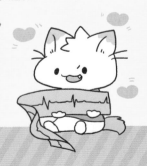

1 心不全

「心不全」は心臓の機能の低下で全身に血液を送れなくなる
疾患。解剖生理とあわせて理解することが大事です

心不全は**心臓のポンプ機能が低下し、全身に血液を送ることができなくなった状態**です。単独で起こることは少なく、不整脈や虚血性心疾患、感染症などの基礎疾患の増悪（症状の悪化）で起こります。

心不全で重要なのは、**左心不全と右心不全の違い**です。

違いを理解するには、心臓の解剖生理（血液の循環）の知識が重要です。

肺で吸った酸素を多く含む血液（動脈血）は、肺静脈を通って左心房に入り、左心房と左心室を隔てている僧帽弁を経由して左心室に送られ、大動脈を経由して全身に送り届けられます。届けた後は、二酸化炭素を多く含む血液（静脈血）となって、右心房に返ります。右心房と右心室を隔てている三尖弁を経由して右心室に送られると、肺動脈を経由して肺に送られ、二酸化炭素と酸素の交換が行われます。

このように、ポンプとして全身に酸素を多く含む血液を送り、返ってきた二酸化炭素を多く含む血液を肺に送るのが心臓の仕事です。

左心不全

左心不全は、**左心がうまく機能しない状態**をいいます。左心がうまく機能しないと、左心房がうまく血液を受け取れないので、肺からの血液を受け取ることができず、渋滞を起こします。これが肺静脈うっ血です。

肺と心臓はすぐ隣にありますから、肺静脈が渋滞を起こすと、肺にもすぐに血液がたまります。これが肺うっ血です。そのため、左心不全では**呼吸困難や咳嗽、喘鳴や息切れなどの呼吸器症状**が現れます。**息が苦しくなるため起座呼吸**（76 ページ参照）も見られます。重症化すると、肺うっ血だけではなく、水がたまる肺水腫の状態となり、予後に影響します。

✿「心不全」はこうして起きる！

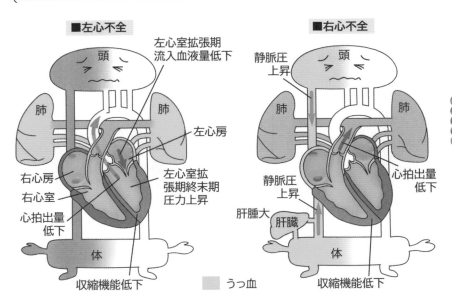

■左心不全

左心室拡張期
流入血液量低下

頭

肺　　肺

左心房

右心房
右心室

左心室拡
張期終末期
圧力上昇

心拍出量
低下

体

収縮機能低下

■右心不全

静脈圧
上昇

頭

肺　　肺

心拍出量
低下

静脈圧
上昇

肝腫大

肝臓

体

収縮機能低下

うっ血

✿「左心不全」の症状

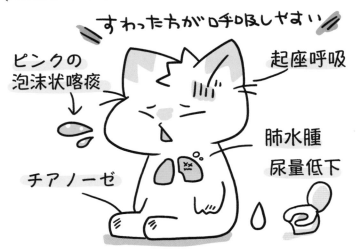

すわった方が呼吸しやすい

ピンクの
泡沫状喀痰

起座呼吸

肺水腫
尿量低下

チアノーゼ

右心不全

右心不全は、**全身から返る血液を右心房が受け取れない状態**をいいます。

右心不全でも左心不全と同じく、渋滞が起こります。**大静脈がうっ血し、心臓に戻れない血液が下肢に（浮腫）、腹水や肝臓腫大、胸水となってたまります**。また、頭部からの血液も返れないため、頸静脈がうっ血し、怒張します。

右心不全では中心静脈圧（CVP）の値も大事です。

CVP は右心房直前の圧のことで、全身からどのくらい血液が返ってきているのかという循環血液量の指標です。**正常値は 5 ～ 10cmH₂O（4 ～8mmHg）** ですが、右心不全では、右心房がうまく血液を受け取れないので渋滞が起こり、**CVP が上がります**。

心不全の診断

心不全の診断には、胸のレントゲンを撮り、**胸の大きさに比べて心臓がどのくらい大きいか**という CTR（心胸比）を測ります。**CTR50％以上が診断の目安**となります。レントゲンではその他に、肺門のうっ血がないかなどの画像診断も行われます。合わせて心エコー（超音波検査）や心電図、血液検査などで診断されます。

心不全の治療と看護

心不全の治療は、基礎疾患の治療と並行して行われます。

まず心臓の仕事量を減らすため安静にし、酸素投与が行われます。

薬物療法では、**ジギタリス（ジゴキシン）**と利尿薬の投与が行われます。ジギタリス（ジゴキシン）の強心作用と徐脈作用でポンプ機能を改善し、利尿薬で循環血液量を減らして、心臓の負担を減らすのです。

ジギタリスはよく効く薬ですが、徐脈など不整脈や腹痛や嘔吐などの消化器症状、めまいや頭痛といった副作用もあります。これがジギタリス中毒です。また、**ジギタリスは定期的に血中濃度を測定し**、モニタリングしながら投与する（TDM）必要があります。

❀「右心不全」の症状

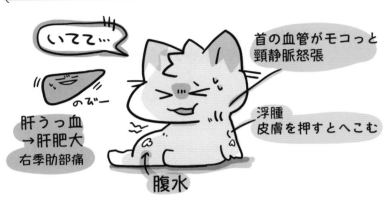

いてて…

のびー

肝うっ血
→肝肥大
右季肋部痛

腹水

首の血管がモコっと
頸静脈怒張

浮腫
皮膚を押すとへこむ

❀「心不全の」画像診断

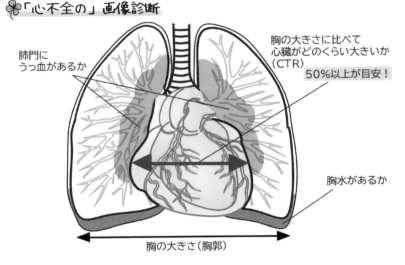

肺門に
うっ血があるか

胸の大きさに比べて
心臓がどのくらい大きいか
(CTR)

50%以上が目安！

胸水があるか

胸の大きさ(胸郭)

秋山先生のワンポイント講座

国家試験では、左心不全と右心不全の症状の違いや、ジギ
タリスの副作用がよく出題されます。

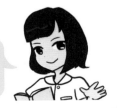

2 虚血性心疾患① 狭心症

「虚血性心疾患」は心筋に酸素が届かない状態。
冠状動脈の状態により、狭心症と心筋梗塞に分かれます

狭心症や心筋梗塞は虚血性心疾患といわれ、現在、**日本人の死因第2位**です。虚血性心疾患は、心臓に栄養を送っている**冠状動脈が細くなったり閉塞したりすることで、虚血になり、心筋に酸素が届かない状態**をいいます。

狭心症

動脈硬化など生活習慣病が原因で冠状動脈が細くなり、**一過性に心筋が虚血になる状態**を狭心症といいます。心筋が虚血になるため、胸痛をはじめとする狭心発作が現れますが、**長くても15分以内に治まる**のが特徴です。

狭心発作には、血管拡張作用のあるニトログリセリンを舌下で服用します。舌下で溶ける錠剤の他、スプレーもあります。服用すると数分で効果が出て、冠動脈が拡張して血流が回復し、症状が治まります。

1錠服用してもまだ狭心発作が治まらない場合、ニトログリセリンは追加して服用することができます。基本は1錠服用して3〜5分待ち、治まらなかったら追加します。**追加は2錠までで、一度に計3錠の服用が可能**です。なぜ3錠までなのかというと、先ほども述べたとおり、狭心発作は長くても15分以内で治まるためです。それ以上続く発作であれば、狭心症ではなく心筋梗塞など他の疾患の疑いがあり、ニトログリセリンでは効果がないため、計3錠までとなっています。

また、ニトログリセリンを舌下で服用するのは原則発作時のみで、定期的に服用するものではありません。発作がないときにはカルシウム拮抗薬やβ遮断薬などで血圧管理をし、アスピリンなどの抗血栓薬も内服します。

🍀「狭心症」は原因によって2種類に分かれる！

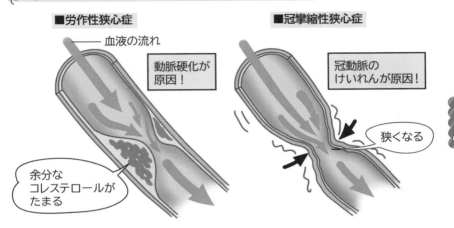

■労作性狭心症

—— 血液の流れ

動脈硬化が原因！

余分なコレステロールがたまる

■冠攣縮性狭心症

冠動脈のけいれんが原因！

狭くなる

🍀「狭心症」の症状

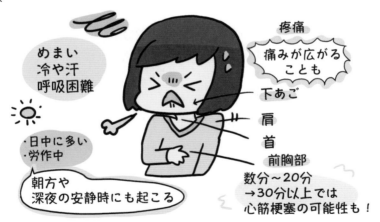

めまい
冷や汗
呼吸困難

・日中に多い
・労作中

朝方や深夜の安静時にも起こる

疼痛

痛みが広がることも

下あご

肩

首

前胸部

数分〜20分
→30分以上では
心筋梗塞の可能性も！

秋山先生のワンポイント講座

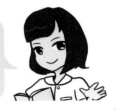

国家試験では胸痛は胸部絞扼感（こうやく）や胸内苦悶（くもん）などという言葉で、ニトログリセリンは、硝酸薬（しょうさん）や硝酸イソソルビドという言葉で出題されることもあります。

狭心症の診断基準

　狭心症では、発作時、**心電図検査でSTが下降**するという特徴があります。STは、心室が虚血の状態を表しています。

　なお、後述する心筋梗塞ではSTの上昇が見られるので、この違いは覚えておきましょう。

狭心症の治療

　狭心症は薬物療法の他に、**心臓カテーテル治療**や外科的治療が行われます。

　心臓カテーテルは、局所麻酔で橈骨動脈などからカテーテルを挿入し、レントゲンを当てながら造影剤を使って冠動脈へ誘導します。そして、**狭窄している冠動脈に風船を入れてふくらませたり（経皮的冠動脈形成術：PCI、PTCA）**、固くなった動脈硬化をドリルで削り取ったりします。

　複数の冠動脈が狭窄している場合などでは、**全身麻酔のうえ開胸し、冠動脈バイパス術（CABG）を行う**こともあります。冠動脈バイパス術は冠動脈を下肢の大伏在静脈など他の血管と交換する手術ですが、患者の身体的負担の大きい手術のため、まずはカテーテル治療が優先されます。

日常生活で気をつけること

　日常生活で**一番優先すべきは、発作の予防**です。具体的には血圧の変動を避けるためストレスを避け、禁煙や排便のコントロール（いきむと心臓に負担がかかるため）や、入浴に注意を払います。

　入浴は発作の予防のため、下記の点に留意します。

- お湯の温度は40℃まで（ぬるめ）
- 浸かる時間は10～15分以内
- 半身浴（肩まで浸かってしまうと心臓に戻る血液の量が多くなって心臓の仕事量が増え負荷がかかるため）
- 脱衣所と浴室の温度差を少なくする

　その他、高血圧の治療薬や抗血栓薬など内服薬の管理、発作時のためにニトログリセリンの携帯方法にも注意が必要です。

🍀「狭心症」の心電図はこうなる！

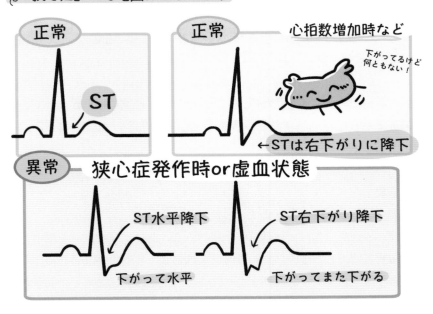

正常

正常　　心拍数増加時など

下がってるけど
何ともない！

ST

←STは右下がりに降下

異常　狭心症発作時or虚血状態

ST水平降下　　　　ST右下がり降下

下がって水平　　　　下がってまた下がる

🍀「心臓カテーテル治療」とは？

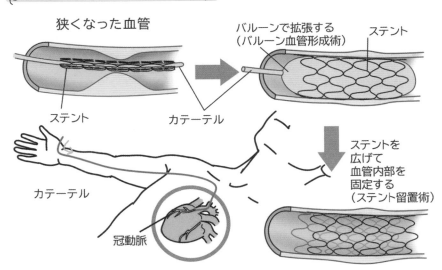

狭くなった血管

バルーンで拡張する
（バルーン血管形成術）　　　ステント

ステント　　カテーテル

ステントを
広げて
血管内部を
固定する
（ステント留置術）

カテーテル

冠動脈

3 虚血性心疾患② 心筋梗塞

虚血性心疾患のうち、冠状動脈の閉塞で起こるのが「心筋梗塞」。狭心症との違いに気をつけましょう

　虚血性心疾患のうち、冠状動脈が完全に閉塞して**心筋に酸素が届かず、心筋が壊死する状態**を心筋梗塞といいます。心筋が壊死して広範囲に及ぶと、生命に関わります。

　狭心症と比べ物にならないくらい激しい胸痛、胸だけでなく肩や顎などが痛む関連痛も起こります。また、胸痛発作は、心筋が壊死しているので**15分以上続くという特徴**があります。

　狭心症では胸痛発作時に血管拡張作用のあるニトログリセリンを服用しますが、閉塞し壊死した細胞に対して血管を拡張しても効果がないため、胸痛発作にはニトログリセリンは効きません。心筋梗塞の胸痛に対して効果があるのは、モルヒネなどの強い麻薬性の鎮痛薬です。

心筋梗塞の特徴と治療

　狭心症の項でも触れましたが、**心筋梗塞の心電図は ST の上昇**が見られます。また、心筋が壊死するので、心筋に含まれる酵素が血中に放出されて濃度が高くなり、**CPK（クレアチンフォスフォキナーゼ：CK、CK-MB）の値が初期に上昇**します。この２つは狭心症では見られないため、鑑別診断にとても重要です。

　治療は、**発作から 12 時間以内、とくに６時間以内であれば、詰まった血栓を溶かして血流を再開する、再灌流療法の適応**になります。また、狭心症の項でも述べたように、心臓カテーテルや手術などの治療が行われます。

　急性期を脱するとすぐにリハビリテーションが始まり、ADL（日常生活動作）を少しずつ拡大していきます。リハビリは、回復の段階に応じて行います。

❀「心筋梗塞」はこうして起きる！

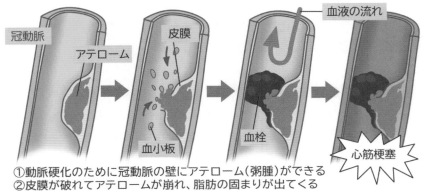

冠動脈
アテローム
皮膜
血液の流れ
血小板
血栓
心筋梗塞

①動脈硬化のために冠動脈の壁にアテローム（粥腫）ができる
②皮膜が破れてアテロームが崩れ、脂肪の固まりが出てくる
③修復するため血小板が集まり血栓ができる
④血栓が血管を塞いで血液が流れなくなってしまう
➡ この状態が30分以上続くと心筋の細胞が酸素や栄養不足で壊死する

❀「心筋梗塞」の心電図はこうなる！

発症前　発作直後　発作初期　1〜3日後　　5〜10日後　1ヶ月後

Qが出始める

終末T　T陰性化　冠性T

T増高　　ST上昇　　ST上昇　Q ST上昇　Q ST上昇　Q

30分以上
続く痛みに注意

コレステロール

高血圧　喫煙
ちゅう！！

4 不整脈

出る度

不整脈は心臓が正常な動きをしていない状態。
心電図によって状態を把握します

正常な心臓の電気刺激（正常洞調律）以外を、すべて不整脈といいます。

心臓の動きは電気刺激です。この電気刺激をグラフの形にしたものを心電図といい、これによって心臓の動きの状態を把握します。

心電図検査にはいろいろありますが、**最もよく使われているものは胸に3つ電極をつける3点誘導法（モニタ誘導法）**で、3つの方向から心臓の動きを見るものです。3点誘導法は、患者に長時間つけてもらうことができる検査法です。

もっと細かくいろいろな方向から心臓を見るのが12誘導心電図検査です。これは左右手・左足にひとつずつ肢誘導（Ⅰ、Ⅱ、Ⅲ、aV$_R$、aV$_L$、aV$_F$）を、胸部に心臓を囲むように胸部誘導（V$_1$〜V$_6$）をつけ、計10個の電極から電気の流れる方向を12種類見るものです。この検査では、患者は仰臥位のまま、数十秒動かないでいる必要があります。

心電図といろいろな不整脈

国家試験では、最も使用されているⅡ誘導（3点誘導法）の心電図が出題されます。まずは正常洞調律をしっかり書けるようにしましょう。心電図を見るときはまず、

①回数（成人で60〜80回/分）

②波形（P波が一定の間隔で、P波の後にQRS波が一定の間隔で出現など）

の2つをチェックしましょう。

🍀「モニタ誘導法」と「12誘導心電図」

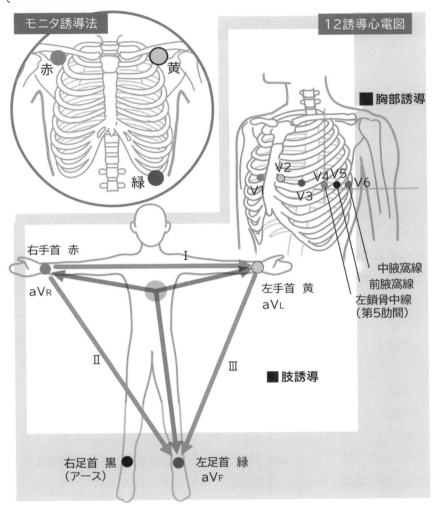

モニタ誘導法

赤　黄

緑

12誘導心電図

■胸部誘導

V2　V4V5
V1　　V6
V3

中腋窩線
前腋窩線
左鎖骨中線
（第5肋間）

右手首　赤

aVR

左手首　黄
aVL

I

II　　III

■肢誘導

右足首　黒
（アース）

左足首　緑
aVF

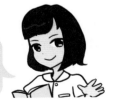

秋山先生のワンポイント講座

刺激伝導系や心電図に関してはシリーズ1巻でも解説しています。

回数の異常がある不整脈

徐脈

　波形は正常だけれど、**回数が 1 分間に 50 ～ 60 回以下のものを徐脈**といいます。回数が少ないので、めまいがしたり、疲れやすかったりすることがありますが、基本的には無症状で、治療は必要ないことがほとんどです。

頻脈

　一方、**波形は正常だけれど 1 分間に 100 回以上のものを頻脈**といいます。動悸（ドキドキする）を感じることもありますが、やはり無症状のことも多く、治療は必要ないことが多い不整脈です。

致死的不整脈

心室細動

　最も緊急性の高いのは、心室細動です。心室が「細動」、つまりただ細かく動いているだけの状態ですが、心室が震えている状態では全身にも肺にも血液が届かないので、**直ちに胸骨圧迫などの心肺蘇生が必要**です。

心室頻拍

　心室頻拍は心室細動に移行しやすい不整脈です。心室が頻脈の状態で、意識レベルや血圧などに変調がある場合は、除細動などの緊急処置が必要です。

心房細動

　心房細動は、緊急対応は必要ないものの重大な合併症を引き起こします。

　心房がうまく収縮しないと血液が心室に送られず、心房に血液がたまって固まり、血栓となります。**血栓が左心室から大動脈を通って脳の動脈に送られると、脳の血管に詰まり、脳塞栓症になります。**脳塞栓症は麻痺や失語症、ときには命の危険もある疾患です（194 ページ参照）。

　心房細動は脈が乱れる程度で自覚症状がないことが多いため、健診で心電図をとり、発見されることも少なくありません。β遮断薬や抗不整脈薬、抗凝固薬で血栓を予防したり、鼠径部からカテーテルを入れて心筋の一部を高周波電流で焼く（カテーテルアブレーション）他、電気的細動などで治療します。

🍀 各不整脈の波形と特徴を覚えよう！

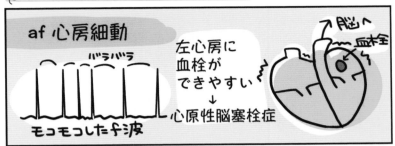

af 心房細動

バラバラ

モコモコしたf波

左心房に
血栓が
できやすい
↓
心原性脳塞栓症

脳へ

血栓

VT 心室頻拍

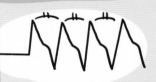

・VFに移行しやすい
・QRSの幅が広い
・心拍出量が
　減っているので
　血圧が低下しやすい

VF 心室細動

・速やかに
　救命処置

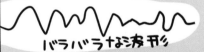

バラバラな波形

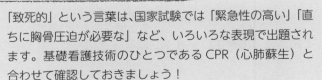

秋山先生のワンポイント講座

「致死的」という言葉は、国家試験では「緊急性の高い」「直ちに胸骨圧迫が必要な」など、いろいろな表現で出題されます。基礎看護技術のひとつであるCPR（心肺蘇生）と合わせて確認しておきましょう！

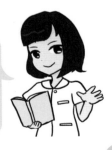

5 心タンポナーデ

心臓を包んでいる膜と心臓の間に血液などがたまって、心臓が圧迫されるのが「心タンポナーデ」です

心臓は、**内膜、心筋、外膜という 3 層構造の壁**でできていて、さらに**心膜**という袋に包まれています。

心膜と外膜の間を心膜腔（しんまくくう）といい、心囊液（しんのうえき）という液体で満たされています。この心囊液は通常であれば 15 ～ 50mL 程度ですが、血液や水がたまって 200mL 以上になると、**心タンポナーデ**という状態になります。たまっている液体が血液の場合は、200mL より少なくても心タンポナーデの症状が出ることもあります。

心タンポナーデの特徴と症状

心タンポナーデは心臓超音波検査（エコー検査）によって診断がつきます。

心タンポナーデでは、心臓自体の機能には問題がありません。しかし心臓が外から圧迫されることによって、うまく拡張できなくなり、ポンプ機能が低下して心拍出量が減り、血圧も低下します。

血圧はとくに収縮期血圧が低下し、拡張期血圧との差（脈圧）が縮まります（脈圧の狭小化）。また、全身に送られない血液が心臓にたまり、戻ってきた血液をうまく受け取れなくなるため、CVP（中心静脈圧：右心房直前の圧）が上昇します。頭部からの血液も、心臓に返せなくなるため、頸静脈（けいじょうみゃく）怒張（どちょう）が見られ、右心不全の微候が出現します。**頸静脈怒張、血圧低下（脈圧の狭小化）、心音の減弱**を「**ベックの三徴候**」といい、心タンポナーデの重要な所見です。

全身に送られる血液が少ないため酸素が足りなくなり、呼吸困難やチアノーゼ、**重症化すると閉塞性（拘束性）ショック**になり意識障害などをきたします。

治療はたまった血液や心囊液を排出するドレナージが行われます。

❀「心タンポナーデ」とは？

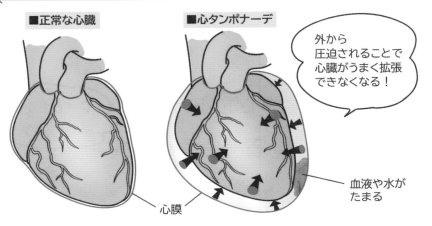

■正常な心臓 　　■心タンポナーデ

外から
圧迫されることで
心臓がうまく拡張
できなくなる！

血液や水が
たまる

心膜

❀「ベックの三徴候」とは？

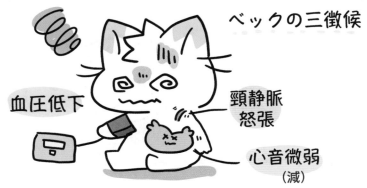

ベックの三徴候

血圧低下　　　　頸静脈怒張

心音微弱
（減）

秋山先生のワンポイント講座

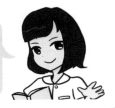

心タンポナーデは胸部外傷や開心術後の合併症、癌や感染
症などでも起こります。国家試験では、開心術後の合併症
としての出題が見られます。

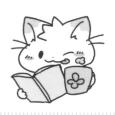

かげさんの
ちょっとひとやすみ

＊ 12誘導心電図メモ

12誘導心電図の覚え方

P101を
チェック

くわしく！

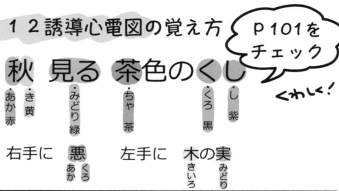

秋　見る　茶色のくし

・き 黄
・あか 赤

・みどり 緑
・あか 赤

・ちゃ 茶

・くろ 黒

し 紫

右手に　　悪　　　左手に　　木の実
　　　　　くろ　　　　　　　　きいろ　みどり
　　　　　あか

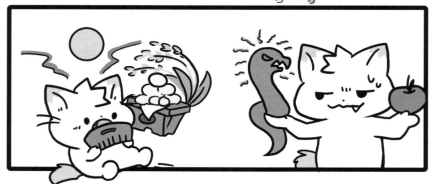

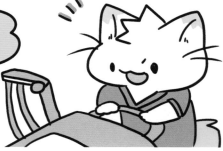

12誘導心電図は
臨床で看護師が行う
ことが多い検査だから
知っておこう！

第 **5** 章

血液・造血機能障害

この章では、白血病など
血液の疾患について学ぶよ！
血液検査ももちろん大切だけど、
症状や治療にも注目しよう！

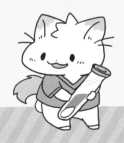

鉄欠乏性貧血

ひと口に貧血といっても原因によって様々。
ここでは鉄分不足による貧血について押さえましょう

　貧血は原因によって、いくつか種類があります。それぞれ症状に特徴がありますが、**すべての貧血に共通するのはヘモグロビン値（Hb：血色素量）の低下**です。ヘモグロビンは赤血球のほとんどを占める成分で、酸素を運ぶ役割をしているため、少なくなると全身に届く酸素が足りなくなり、いつもより疲れやすくなったり、呼吸が苦しくなったりします。

　Hb が血液 1dL 当たり男性 13mg 未満、女性 12mg 未満、妊婦さんや小児は 11mg 未満になると貧血と診断されます。

鉄欠乏性貧血

　ヘモグロビンの中に含まれる鉄が欠乏すると起こるのが、鉄欠乏性貧血です。原因には極端なダイエットや偏食の他、大腸癌や胃潰瘍、子宮筋腫などの疾患が隠れている場合もあります。

　症状は酸素が足りないことで起こる**倦怠感や動悸、息切れなどの貧血症状**の他、**スプーン状爪（匙状爪）** が現れるのが特徴です。酸素が不足することで爪が薄く弱くなるため、中心部分がへこんでスプーン状になるのですが、痛みはありません。

　鉄欠乏性貧血は鉄が不足しているので、原因疾患があればその治療と、鉄分の補給をします。多くは鉄剤を内服しますが、ヘモグロビンの中の鉄だけではなく血清フェリチン（貯蔵鉄）も増やさなければならないので長期間内服する必要があり、鉄の吸収を促進するビタミン C も合わせて内服します。なお、重度の場合は内服ではなく点滴静脈内注射をすることもあります。また、鉄は胃液で酸化されると黒くなるため、**便が黒っぽくなる**ことを患者に説明しておく必要があります。その他、下痢や便秘、吐き気などの消化器症状観察も必要になります。

🍀「鉄欠乏性貧血」が起きるしくみと症状

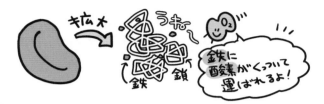

鉄欠乏性貧血になると出現する症状

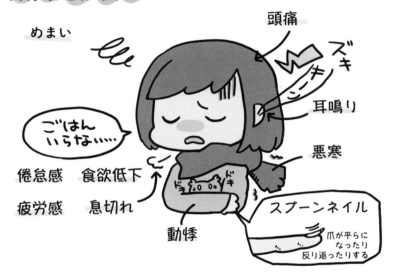

秋山先生のワンポイント講座

貧血の診断基準は WHO が定めていて、国家試験の状況設定問題などでよく出題されます。また、スプーン状爪は爪の切り方など、貧血以外でなることもあります。

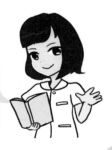

2 再生不良性貧血と巨赤芽球性貧血

「再生不良性貧血」は予後が最も悪い貧血。
「巨赤芽球性貧血」はビタミンの吸収障害で起こります

再生不良性貧血

　数種類ある貧血の中でも、最も予後が悪いのが再生不良性貧血です。

　再生不良性貧血は**骨髄の機能が低下**し、赤血球だけではなく、血小板、白血球もつくられない**汎血球減少**という症状が起こります。「汎」は「すべての」という意味。すべての血球がつくられないので、**貧血だけでなく、血小板減少による出血傾向、白血球減少による易感染の症状**が現れます。

　原因は不明のものと、常染色体の遺伝病（ファンコニ貧血）があります。根本的な治療は造血幹細胞移植ですが、HLA（ヒト白血球抗原）の型が合うことや年齢など、様々な条件があります。

巨赤芽球性貧血

　巨赤芽球性貧血には悪性貧血も含まれます。

　赤芽球は成熟していない赤血球のことで、大人の赤血球になるにはビタミン B_{12} が必要です。これが足りないと、赤芽球のまま血液中に流れてしまい（巨赤芽球）、たくさんの酸素を運べないので貧血になります。ビタミン B_{12} は肉や貝類などに多く含まれているビタミンで、通常の食生活では不足しませんが、胃で内因子（キャッスル因子）という胃壁から分泌される物質と結合しないと、吸収されません。この内因子がないと、どんなに食事でビタミン B_{12} を摂っても排泄されてしまうので、赤芽球はいつまでも大人になれないのです。

　内因子は、胃癌などで胃を全摘すると欠乏します。また、**胃炎や自己免疫疾患などで内因子の分泌が減る（悪性貧血）**こともあります。胃全摘後の患者には、ビタミン B_{12} の投与で予防策がとられています。

🍀「再生不良性貧血」が起きるしくみ

**再生不良性貧血は骨髄の造血幹細胞の
血液産生能力が低下して血球が減少しておこるよ！**

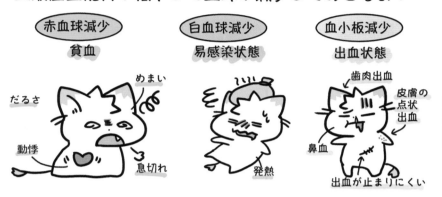

赤血球減少
　　貧血

白血球減少
易感染状態

血小板減少
出血状態

めまい

だるさ

動悸

息切れ

発熱

歯肉出血

皮膚の点状出血

鼻血

出血が止まりにくい

🍀「巨赤芽球性貧血」が起きるしくみ

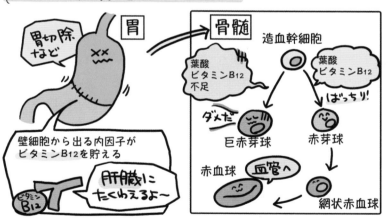

胃

胃切除など

骨髄

造血幹細胞

葉酸
ビタミンB₁₂
不足

葉酸
ビタミンB₁₂

ばっちり！

ダメだ

巨赤芽球

赤芽球

壁細胞から出る内因子が
ビタミンB₁₂を貯える

肝臓に
たくわえるよ〜

ビタミン
B₁₂

赤血球

血管へ

網状赤血球

秋山先生のワンポイント講座

原因不明の再生不良性貧血は難病法により指定難病になっているので、医療費の助成が受けられます。

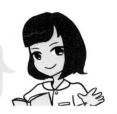

111

３ 溶血性貧血

「血が溶ける」とはなんともおそろしい貧血ですが、
いったいどういうことが原因になるのでしょうか？

　ここでいう**「溶血」とは、赤血球が破壊される現象**をいいます。

　赤血球は血液の約40％を占め、通常、**寿命は120日**です。120日たった赤血球は脾臓（ひぞう）と肝臓で分解されて、便や尿に捨てられます。赤血球が脾臓で破壊されてできる間接ビリルビンは脂溶性で、脂にしか溶けないため間接的にしか捨てられません。尿に溶かすにも便に溶かすにも、水に溶けないと混ぜられないからです。

　この**間接ビリルビンを直接ビリルビンに変えるのが肝臓**です。グルクロン酸抱合という作業をして、直接捨てられる水溶性の直接ビリルビンに変えます。直接ビリルビンは水に溶けるので、肝臓の近くの胆嚢（たんのう）にためられている胆汁（たんじゅう）の材料のひとつとなり、十二指腸のファーター乳頭から小腸へ流します。直接ビリルビンはその後、腸内細菌に分解されてウロビリノーゲンになり、代謝されてステルコビリンになって、便に混ぜて捨てられます。私たちの便が茶色いのは、このステルコビリンがたくさん含まれているからです。ウロビリノーゲンは少量ですが、血液中に吸収され、腎臓に運ばれて尿中にも捨てられます。

溶血性貧血の症状

　いらなくなった赤血球はこのように捨てられるのですが、120日の寿命がまだ来ていない若い赤血球がどんどん破壊されると、赤血球が減少して必要な酸素が運べないため貧血になります。これが溶血性貧血です。**赤血球が破壊される処理場である脾臓が腫れ（脾腫（ひしゅ））、血液中に間接ビリルビンがたくさん流されてしまうので**黄疸（おうだん）が出ます。これが溶血性黄疸です。

　赤血球が破壊されてしまう原因は様々で、遺伝や自己免疫疾患、輸血などでも起こります。原因に合った治療が選択されます。

♣「溶血性貧血」が起きるしくみ

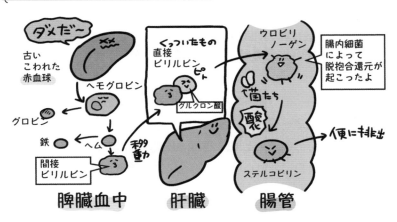

脾臓血中 ・ 肝臓 ・ 腸管

♣4つの「貧血」と数値基準

	正常値	鉄欠乏性貧血	再生不良性貧血	巨赤芽球性貧血	溶血性貧血
Hb(g/dL) ：血色素量	男性 14〜18	13 未満			
	女性 12〜16	12 未満			
	小児 11〜16	11 未満（妊婦含む）			
MCV(fL) ：平均赤血球容積	81〜100	80 以下	81〜100	101 以上	81〜100
MCHC(%) ：平均赤血球ヘモグロビン濃度	31〜35	30 以下	31〜35	31〜35	31〜35
MCH(pg) ：平均赤血球ヘモグロビン量	26〜34	25 以下	26〜34	35 以上	26〜34
分 類		小球性低色素性	正球性正色素性	大球性正色素性	正球性正色素性

4 輸血療法

輸血は足りない血液を補うもの。
様々な場合に合わせて、3つの輸血があります

　輸血療法は、血液中の成分が不足した場合に補充する目的で行われます。
　輸血には、**全部の血液を補充**する**全血輸血**、**足りないものだけを投与**する**成分輸血**、**事前に自分の血液をとっておき、必要になったときに補充**する**自己血輸血**があります。自己血輸血は、手術や出産の予定がわかっていればあらかじめとっておけますが、そうでない場合は、献血によって得られた輸血用の血液から足りないものだけを抽出して投与する成分輸血が行われます。

成分輸血

　赤血球が足りない場合は、赤血球製剤を使用します。赤血球製剤は一般的な冷蔵とほぼ同じ**2〜6℃で保存**されます。手術中などは急速輸血したり、小児や低体温の場合は温めながら投与したりすることもあります。
　血小板が足りない場合は、濃厚血小板製剤を使用します。濃厚血小板製剤は**20〜24℃で保存**できますが、酸素に触れない時間が長いと乳酸を産生してしまい、酸性になります。そのまま投与すると患者がアシドーシスになってしまうため、なるべく空気に触れるよう**振盪（振り動かす）保存が必要**です。とはいえ、人の手で長時間振るのは大変なので、薬剤部や病棟には専用の振盪機があります。
　血漿成分（血液凝固因子）が足りない場合は、新鮮凍結血漿製剤を使用します。一般の冷凍庫より低い**−20℃以下での冷凍保存**が必要です。血漿には蛋白が含まれているため温かいと変性するからです。**投与前に37℃前後（深部体温に近い温度）に戻してから投与**します。一度融解したものを再凍結することはできません。

☘「血液成分製剤」の種類

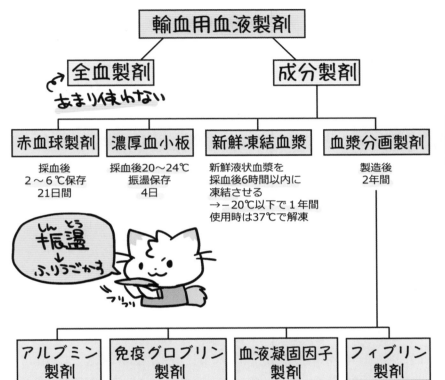

```
                    輸血用血液製剤
              ┌──────────┴──────────┐
          全血製剤                成分製剤
      ↻ あまり使わない
```

赤血球製剤	濃厚血小板	新鮮凍結血漿	血漿分画製剤
採血後 2〜6℃保存 21日間	採血後20〜24℃ 振盪保存 4日	新鮮液状血漿を 採血後6時間以内に 凍結させる →−20℃以下で1年間 使用時は37℃で解凍	製造後 2年間

しん とう
振盪
↓
ふりうごかす

アルブミン 製剤	免疫グロブリン 製剤	血液凝固因子 製剤	フィブリン 製剤

東アカ・秋山先生のワンポイント講座

成分輸血にはこの他にも、アルブミン製剤や免疫グロブリン製剤がありますが、国家試験対策としては、まず左ページで説明している3つを覚えておきましょう！

輸血療法の合併症

　自己血輸血では副作用はほとんど見られませんが、成分輸血ではいくつか副作用が出ることがあるので、注意が必要です。

　まず注意しなければならない副作用が**アナフィラキシーショック**（シリーズ1巻64ページ参照）です。

　アナフィラキシーショックは**I型アレルギー**で、血圧が低下し呼吸困難や意識障害をきたします。そのため、輸血投与開始直後から**10分以内は患者のそばにいて**、バイタルサインや呼吸状態を観察しなければなりません。もしアナフィラキシーショックを起こした場合は輸血を中止し、アドレナリンの投与など、迅速な対応が必要になります。

　また通常、輸血は患者に合った血液型や種類、ロットナンバーなどを医師や看護師で複数回確認してから投与しますが、血液型が違っていた場合は、ABO型不適合による反応が起こります。これはABO型以外にも、Rh（＋）（－）の不適合でも起こります。合わない血液型の輸血をしてしまった場合、輸血した血液に含まれる赤血球に患者の赤血球の表面にある抗体が反応し、赤血球が破壊（溶血）されます。すると血圧が下がり、あちこちに血栓ができて詰まったり、出血したら止まらない**播種性血管内凝固症候群（DIC）**や腎不全を起こしたりと重篤な状態になるため、注意が必要です。

　また、輸血当日〜翌日に問題がなくても、1〜2週間後に起こる副作用もあります。**輸血後移植片対宿主病（GVHD）**です。**GVHDはⅣ型アレルギー**で、輸血内に残っていた献血者のリンパ球が患者のリンパ球を攻撃し様々な臓器を障害するもので、重症の場合は致死的な経過をたどるという非常に予後の悪い副作用です。新鮮凍結血漿以外の輸血用血液製剤は、**事前に放射線照射を行ってリンパ球を不活化する**ことでGVHDの予防策がとられていますが、発症すると発疹や腹痛、下痢や嘔吐などが出て致死率的な状況になりうるため、注意して観察する必要があります。

🍀 輸血用血液製剤の主な副作用

即時型	輸血開始直後	【ABO 型不適合輸血による血管内溶血反応】 血管走行に沿った熱感、血管痛、顔面紅潮、胸部絞扼感、呼吸促迫、頸静脈怒張、頻脈、腹痛 【アナフィラキシー反応】 血圧低下、呼吸困難、意識障害
	輸血開始後	【細菌に汚染された血液によるエンドトキシンショック】 悪寒・戦慄、発熱、血圧低下、頭痛、腹痛、四肢筋肉痛、嘔吐、下痢
	輸血中または 輸血後 2～3 時間	【循環血液増加による急性心不全】 急性呼吸不全、頻脈、血圧上昇、急性肺水腫、頸静脈怒張
	輸血中または 輸血後	【アレルギー反応】 全身発赤、じんましん、搔痒感、発熱、眼瞼浮腫、喉咽頭浮腫、喘鳴
遅延型	輸血後 1～2 週間	【輸血後移植片対宿主病（輸血後 GVHD）】 発熱、紅斑、肝障害、下痢、下血

🍀「GVHD」が起きるしくみ

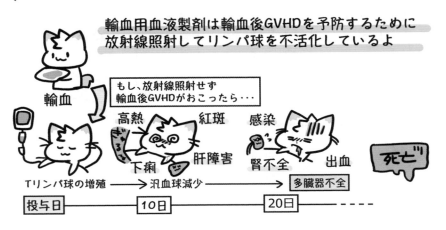

輸血用血液製剤は輸血後GVHDを予防するために
放射線照射してリンパ球を不活化しているよ

もし、放射線照射せず
輸血後GVHDがおこったら…

輸血　高熱　紅斑　感染

下痢　肝障害　腎不全　出血　死亡

Tリンパ球の増殖　→　汎血球減少　→　多臓器不全

投与日 ── 10日 ── 20日 ─ ─ ─ ─

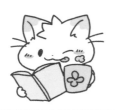

かげさんの
ちょっとひとやすみ

＊ ふりふりも仕事のひとつ!?

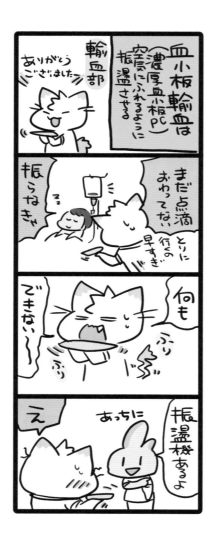

血小板輸血は（濃厚血小板PC）空気にふれるように振盪させる

輸血部

ありがとうございました

まだ点滴おわってない

とりに行くの早すぎ

振らなきゃ

何もできない〜

ふ ふ ふ

え

あっちに

振盪機あるよ

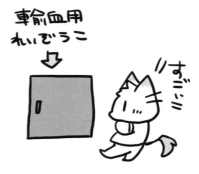

血液内科病棟など
輸血をすることが多い
病棟は振盪機が
あることも…

輸血用
れいぞうこ
↓

すごい!!

第6章

消化吸収・栄養代謝障害

消化管は部位ごとに役割が違うので、
各臓器の役割を確認しながら
疾患などを見てみよう！
治療や検査もいろいろな種類があるよ！

いただきます！

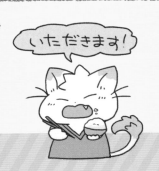

1 食道癌

出る度

食道にできる悪性腫瘍が「食道癌」。自覚症状が出たときには
かなり進行している可能性があります

食道癌は食道にできる悪性腫瘍です。

食道の粘膜はほとんどが扁平上皮細胞でできているため、**日本ではほとんどが扁平上皮癌**です。タバコやアルコール、香辛料などの慢性刺激がリスク因子で、**男性に多い癌**です。

食道は筒状の長細い臓器ですが、全部が同じ太さではありません。入口の起始部と、平行して走る気管の分岐点である気管分岐部、そして胃につながる横隔膜貫通部の３ヶ所に生理的狭窄部位があり、食べ物が詰まったり停滞したりしやすいため、ここに癌ができやすくなります。食道は首の近くを頸部食道、胸の部分を胸部食道、胃につながる部分を腹部食道といいますが、胸部食道は一番長く、上から上部、中部、下部と３つに分かれており、**癌ができやすいのは胸部中部食道にある生理的狭窄部位（気管分岐部）**です。

食道癌の症状

食道に癌ができても、最初はほとんど症状がありません。

進行すると食道が狭窄するため、**嚥下困難（飲み込みにくい）や嚥下痛（飲み込むときにしみる）といった症状**が出ます。こうした症状が出ると食欲がなくなるため、**体重が減り、栄養状態が悪く**なります。

また、食道と平行して走る気管には声門があり、息を吐いて空気が通り抜けるときに閉じて振動し、声を出すという機能を持っています。声門を支配しているのは反回神経で、声門の両側に１本ずつ走っています。食道癌が徐々に大きくなって**反回神経を障害すると、声は出るものの、かすれてしまう嗄声**という症状が出ます。食道癌は健康診断などで早期発見されることもありますが、こうした症状が出た頃にはかなり進行していることが多く、その場合、予後はあまりよくありません。

🍀「食道癌」ができやすい場所

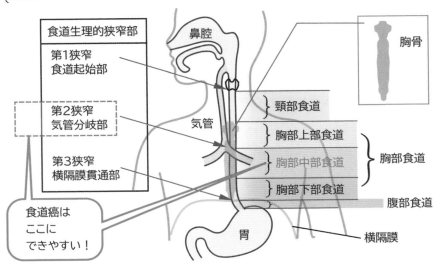

食道生理的狭窄部

第1狭窄
食道起始部

第2狭窄
気管分岐部

第3狭窄
横隔膜貫通部

食道癌は
ここに
できやすい！

鼻腔

気管

頸部食道

胸部上部食道

胸部中部食道

胸部下部食道

胸部食道

腹部食道

胸骨

胃

横隔膜

🍀「反回神経」はこう走っている！

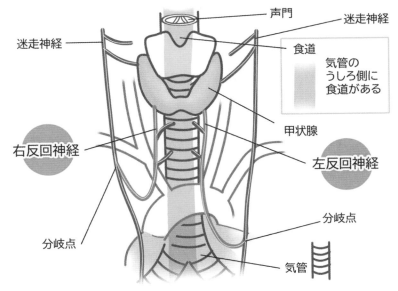

声門

迷走神経

迷走神経

食道

気管の
うしろ側に
食道がある

右反回神経

甲状腺

左反回神経

分岐点

分岐点

気管

食道癌の診断と治療

　検査は、検診でも行われている上部消化管造影検査や、上部消化管内視鏡検査（132ページ参照）が行われます。

　治療は、癌の3大治療である放射線治療（56ページ参照）、化学療法（54ページ参照）、手術療法を単独、または組み合わせて行いますが（集学的治療：52ページ参照）、まだ初期の食道癌であれば内視鏡で切除することも可能です。

　手術療法で食道を切除した後は、胃や空腸、結腸などを使って食道の代わりにする再建術が行われます。しかし、開胸食道再建術は傷が大きく、体に負担のかかる手術です。ここで気をつけなければならないのは、食道癌は嚥下痛などがあり、食事量が減って栄養状態がよくない人が多いことです。人の体は蛋白質でできているので、血液中の蛋白質が足りないと傷がうまくくっつかない縫合不全のリスクが高くなります。そのため、術前から高カロリー輸液やアルブミン製剤などを投与し、栄養状態の改善をはかります。**食事量や体重の他、血清総蛋白（正常値6.5～8.2g/dL）や、血清アルブミン（正常値3.9～5.1g/dL）の値に注意が必要**です。

術後の合併症の予防

　術後の合併症では、**無気肺や肺炎の予防が重要**です。

　術後に傷が痛くて咳を我慢してしまうと、うまく痰が出ず、細い気管支に痰が詰まり、そこから先へ空気が通らず、無気肺や肺炎になります。そのため創部を手で軽く抑えたり、鎮痛剤を使ったり、ネブライザーで痰を柔らかくするなどして咳をさせ、痰を出すことが大切です。

　順調に経過した場合は、術後1週間くらいで食事が開始されます。食道は蠕動運動をして胃まで食物を送りますが、再建した臓器は蠕動運動をしません。そのため**食事は少しずつ、1日4～5回に分けて摂取します（分割食）**。また、食後はすぐに横にならず、しばらく座位やファウラー位で過ごすことも必要です。

🍀「食道癌」の再建術

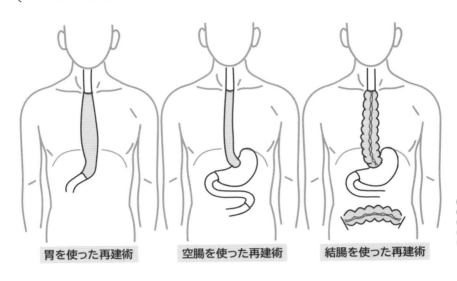

胃を使った再建術　　　空腸を使った再建術　　　結腸を使った再建術

かげさんの勉強ポイント!

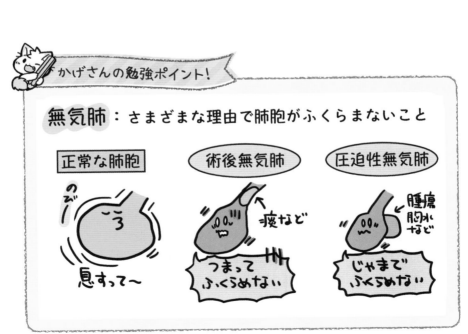

無気肺：さまざまな理由で肺胞がふくらまないこと

正常な肺胞　　　術後無気肺　　　圧迫性無気肺

のびー　〜ろ　息すって〜

痰など　つまってふくらめない

腫瘍　胸水　など　じゃまでふくらめない

2 胃癌

出る度

胃にできる悪性腫瘍が「胃癌」。手術で胃を切除すると、いろいろな合併症が起こります

　胃癌は、胃にできる悪性腫瘍です。

　胃の粘膜は、腺上皮細胞のひとつである円柱上皮細胞でできているため、**胃癌はほとんどが腺癌**で、胃の出口の**幽門部の手前にある、前庭部小彎や胃角部に好発**します。

　胃癌は日本人の死因の上位に入りますが、内視鏡検査や原因となるヘリコバクターピロリ菌の発見などの医学の発展により、その死亡者数は減少しています。

　胃癌は他の癌と同じように、初期にはほとんど症状は出ませんが、進行すると心窩部痛（みぞおちの辺りの痛み）や吐き気、下痢、吐血や**タール便（胃での出血が胃酸によって酸化され便が黒くなる）**が見られます。

　症状がない早期の胃癌では、食道癌と同じように上部消化管造影検査や上部消化管内視鏡検査などで発見されることもあります。

胃癌の治療

　治療は他の癌と同様、放射線療法、化学療法、手術療法を組み合わせて、もしくは単独で行います。手術療法では、癌のある部分のみを切除する亜全摘、全部を切除する全摘術が行われます。亜全摘には、ビルロートⅠ法という残った胃と十二指腸をつなぐ方法、ビルロートⅡ法という残った胃と空腸をつなぐ方法があり、全摘術には食道の切り口と空腸を胃のような形に縫いつなぐルーワイ法（Roux-en-Y法）という方法があります。

　胃は入る食べ物の量によって大きさを変えて消化液を分泌し、食べ物を消化しながら保管します。その胃が手術で小さくなったり、なくなったりすると、胃の代わりにつくられた袋に入りますが、その部分が胃の役割を十分果たせるわけではないため、様々な術後合併症が起こることになります。

🍀「胃癌」のできやすい場所と切除するところ

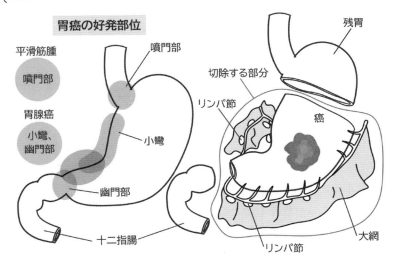

胃癌の好発部位

平滑筋腫

噴門部

胃腺癌

小彎、
幽門部

噴門部

小彎

幽門部

十二指腸

残胃

切除する部分

リンパ節

癌

大網

リンパ節

🍀「胃癌」の手術とは？

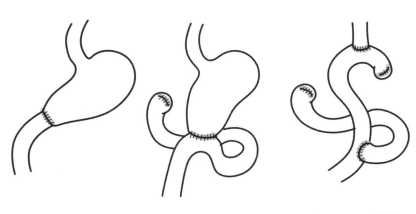

ビルロートⅠ法　　　　ビルロートⅡ法　　　ルーワイ(Roux-en-Y)法

消化吸収・栄養代謝障害

胃切除術後の合併症

　胃の代わりにつくられた袋が役割を十分に果たせず、未消化の食べ物がそのまま十二指腸や空腸に運ばれていくことで起こる症状を**ダンピング症候群**といい、食後すぐに起こる早期ダンピング症候群と、食後2〜3時間で現れる晩期ダンピング症候群があります。

早期ダンピング症候群

　食直後〜30分くらいで起こるダンピング症候群です。未消化の食べ物は濃度がとても高いので、十二指腸や空腸にそのまま送られると、体が薄めようとして水が血管から腸管へ移動します。すると血液中の水分が減り、**循環血液量が減少するため急激に血圧が下がります**。自律神経反射も加わって、吐き気や冷汗、めまいや動悸などの症状が出ます。

　予防には、**1回の食事量を減らしたり回数を増やす（分割食）、よく噛んでゆっくり食べる**ようにします。また、水分が多いと食べ物も一緒に流れてしまうので、食事中は水分を多くとらないよう気をつけます。一気に腸へ食べ物が移動しないよう、食後は30分くらい横になって休むのもいい方法です。

晩期ダンピング症候群

　食後2〜3時間くらいの食間に起こるダンピング症候群です。手術後は食べ物が一気に腸へ送られて吸収されるため、血糖値が一気に上がります。すると血糖を下げようとするホルモンである**膵臓ランゲルハンス島β細胞からインスリンが一気に分泌され、急激に血糖値が下がります**。そのため冷汗やめまい、脱力感や手指の振戦（ふるえ）といった低血糖症状が現れます。

　血糖値の急激な変化を防ぐには、炭水化物（糖）を控えめにし、食後は安静にすること。低血糖時には、薬や飴、糖分の入った飲料を少量摂取するなどして対応します。

　その他の合併症には、胃の切除で噴門部がなくなって食べ物が食道へ逆流する逆流性食道炎や、鉄の吸収が障害される鉄欠乏性貧血、数年後に起こるビタミン B_{12} 吸収障害による巨赤芽球性貧血（110ページ参照）などがあります。

🍀「ダンピング症候群」とは？

早期	食直後〜30分以内	晩期	食後2〜3時間

早期

めまい

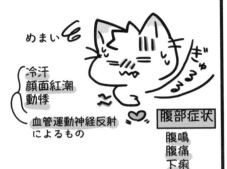

冷汗
顔面紅潮
動悸

血管運動神経反射
によるもの

腹部症状

腹鳴
腹痛
下痢

③循環血液量減少

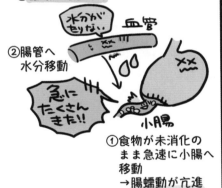

水分がたりない！

血管

②腸管へ
水分移動

急にたくさんきた!!

小腸

①食物が未消化の
まま急速に小腸へ
移動
→腸蠕動が亢進

晩期

低血糖症状

倦怠感

めまい

手指の
ふるえ
脱力
など

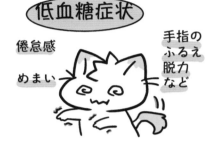

①摂取した食物が急に
小腸へ移動

②すぐに吸収する

③高血糖になる

④インスリンが過剰に分泌

⑤しばらく分泌しつづける
けれど糖吸収は
おわっている
→低血糖に

すいぞう

高血糖だから
がんばる！

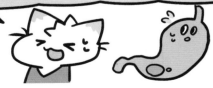

どちらも急に小腸へ食物が移動することによって起こる
けれど違いがある

切除
してなければ
胃から
小腸に
ゆっくり移動
するんだよ…

6

消化吸収・栄養代謝障害

3 大腸癌

大腸にできる悪性腫瘍で、現代人に増えている癌です。
癌の場所によっては人工肛門をつくることもあります

大腸癌は大腸にできる悪性腫瘍で、現在、**日本人女性の死因第1位**です。

大腸粘膜は、胃と同様、円柱上皮細胞でできているため、大腸癌は**ほとんどが腺癌**です。

大腸は盲腸から始まり、上行結腸、横行結腸、下行結腸、S状結腸、直腸と進み、肛門へつながっていますが、**大腸癌は直腸とS状結腸に好発**します。

大腸癌の検査と症状

大腸癌は下部消化管内視鏡検査で診断されることがほとんどですが、X線検査で大腸の狭窄の**アップルコアサイン**が見られることもあります。大腸癌検診では便の表面を専用の綿棒でこすったものを提出する便潜血検査を行い、肉眼的に見えない潜血を確認することで、早期発見されることもあります。

他の癌と同じように、初期にはほとんど症状は出ませんが、**進行すると血便や排便障害が見られます**。

大腸癌は、食物繊維の少ない食生活（低食物繊維食）や、潰瘍性大腸炎（134ページ参照）、大腸ポリープなどがリスク因子になります。

治療は、食道癌や胃癌と同じく、放射線治療、化学療法、手術療法を組み合わせて、もしくは単独で行います。

手術療法は、人工肛門（ストーマ）をつくるか、癌のみを切除して肛門括約筋を温存するか、大きく分けて2種類の術式があります。人工肛門を増設すると、患者のQOL（生活の質）が大きく変わるので、心理的な援助や、社会的資源の活用といった看護が必要になります。

また、手術後は縫合不全や排便障害といった合併症が起こることもあり、注意して観察しなくてはいけません。

❀「大腸癌」ができやすい場所

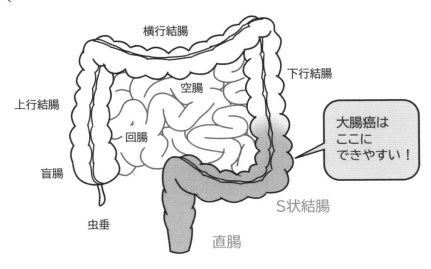

横行結腸

下行結腸

空腸

上行結腸

回腸

盲腸

虫垂

S状結腸

直腸

大腸癌は
ここに
できやすい！

❀「大腸癌」の症状

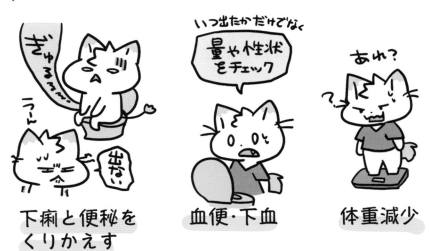

ぎゅるるる～

う～ん

出ない

いつ出たかだけでなく

量や性状
をチェック

あれ？

下痢と便秘を
くりかえす

血便・下血

体重減少

大腸癌の手術と人工肛門

人工肛門は、腹会陰式直腸切断術（マイルズ法）でつくられます。**肛門に近い部位の癌の場合は一緒に肛門括約筋も切除**しなければならず、便を我慢したり排泄したりする能力がなくなります。そのため、腹部に人工肛門をつくります。

人工肛門をつくらない手術は、低位前方切除術で、**肛門括約筋を残して癌のみを切除**します。癌と肛門括約筋に少し距離があれば、この手術が可能になります。肛門括約筋を残すことを前提に、まず低位前方切除術を検討し、どうしても難しい場合は腹会陰式直腸切断術を選択することになります。

人工肛門造設の場合の看護

人工肛門や人工膀胱を造設した人のことをオストメイトといいます。

手術前は、患者の理解度に合わせた説明と、人工肛門造設の場合はボディイメージの変容に対する心理的ケアが大切です。術後の生活にどのような変化があるのか、どこに人工肛門をつくるのかといったストーマサイトマーキングを通して、術後のストーマ管理のイメージをつけます。患者だけでなく、家族や介護者にも説明が必要なこともあります。

手術後、とくに**回復期にはストーマ管理が重要**です。**便意がなくなる**ため、適宜装具を確認して、自分で交換する必要があります。

こうしたセルフケアに向けて、患者自身が段階的にストーマ管理に慣れていけるよう、説明や指導をすることになります。とはいえ、ストーマがあっても、**食事や外出にとくに制限はありません**。スポーツも、腹部に強い衝撃が加わるものでなければ制限はありません。プールや温泉で使用できる器具もあります。

なお、**人工肛門をつくると身体障害者手帳の交付対象**になり、医療費の助成が行われます。

🍀「大腸癌」の手術

■肛門括約筋を残す場合　　　　　■肛門括約筋を残さない場合

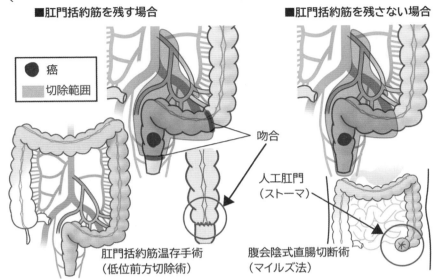

●	癌
▨	切除範囲

吻合

人工肛門
（ストーマ）

肛門括約筋温存手術
（低位前方切除術）

腹会陰式直腸切断術
（マイルズ法）

🍀ストーマ管理のポイント

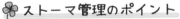

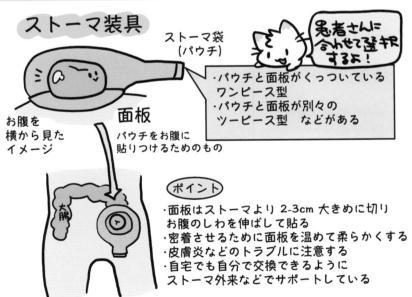

ストーマ装具

ストーマ袋
（パウチ）

患者さんに
合わせて選択
するよ！

・パウチと面板がくっついている
　ワンピース型
・パウチと面板が別々の
　ツーピース型　などがある

お腹を
横から見た
イメージ

面板

パウチをお腹に
貼りつけるためのもの

大腸

ポイント

・面板はストーマより 2-3cm 大きめに切り
　お腹のしわを伸ばして貼る
・密着させるために面板を温めて柔らかくする
・皮膚炎などのトラブルに注意する
・自宅でも自分で交換できるように
　ストーマ外来などでサポートしている

4 内視鏡検査

消化管にカメラを入れる「内視鏡検査」。
国家試験では検査前後の看護について出題されます

内視鏡検査は、消化管に内視鏡というカメラを入れて、直接観察したり組織の一部を採取や切除したりする検査です。内視鏡検査は観察する部分を空っぽにしておかなければうまく観察できないため、上部消化管内視鏡検査、下部消化管内視鏡検査それぞれで空っぽにするべき場所が変わってきます。

上部消化管内視鏡検査

鼻や口から内視鏡を入れて、**上部消化管（食道、胃、十二指腸）を観察**、採取するので、これらの臓器を空っぽにする必要があり、検査前日は夕食後の **21 時以降は禁飲食**です。**朝も禁飲食**で、水やお茶も原則禁止 [※] となります。定時の内服薬がある場合は医師に確認します。※少量の水やお茶であればよいとするところもあります。

咽頭部にスプレーなどで**表面麻酔**をしてから内視鏡を飲み込むため、検査後も麻酔が残っている可能性があります。誤嚥を予防するため、**1 〜 2 時間は禁飲食**となります。

下部消化管内視鏡検査

肛門から内視鏡を挿入し、**下部消化管（直腸、結腸、盲腸）を観察**、採取するため、大腸を空っぽにする必要があり、**検査前日から低残渣食（食物繊維が少なく腸に残りにくい食事）を摂ります**。一方で、水やお茶であれば飲み物の制限はありません。検査前日は下剤を飲み、当日に腸管洗浄液で強制的に排便して、大腸を空っぽにします。

上部消化管と違い咽頭麻酔はないので、終了後はとくに指示がなければ飲食の制限はありません。しかし、内視鏡で誤って腸管を傷つけてしまうと、腸管穿孔を起こすため、下血や腹痛、バイタルサインに注意します。

🍀「内視鏡検査」のやり方と注意点

内視鏡検査のポイント

上部・下部ともに左側臥位で行うよ！

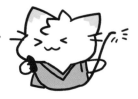

上部消化管内視鏡検査
①咽頭部に表面麻酔をし、内視鏡を飲みこむ
②表面麻酔は、スプレーなどで少量を口に含み飲み込まず
　数分後、吐き出してもらう

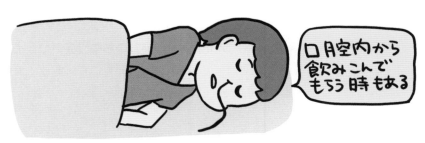

口腔内から
飲みこんで
もらう時もある

下部消化管内視鏡検査
①腹圧が強いと、肛門が収縮してしまうため、口呼吸をしてもらい
　挿入しやすいように援助していく
②大腸近辺には脳神経の1つである迷走神経が多く走行している
　→内視鏡検査によって迷走神経が刺激されると副交感神経系が刺激
　　血圧が急激に下がることがある（迷走神経反射）
　　心電図モニタや、血圧の変動に注意して観察する

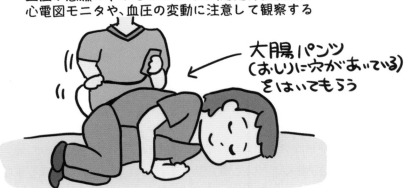

大腸パンツ
（おしりに穴があいている）
をはいてもらう

5 潰瘍性大腸炎とクローン病

どちらも消化管に炎症が起きる疾患です。
2つの違いの出題が多いので、しっかり押さえましょう

潰瘍性大腸炎もクローン病も、**消化管に炎症が起こる疾患**です。どちらも原因不明なので、難病指定されています。この2つには違いが3つあります。

炎症が起こる場所の違い

違いの1つ目は、炎症が起こる場所です。

潰瘍性大腸炎はその名の通り、炎症は大腸のみに起こります。

一方で**クローン病は、口から肛門まで消化管のあちこちに炎症**ができます。クローン病は、レントゲンや内視鏡検査では、炎症があちこちにあって飛び石のように見えるため、飛び石状や敷石状病変と表現されます。

発症する年齢の違い

違いの2つ目は、好発年齢です。

潰瘍性大腸炎は10代後半の若い世代〜30代と、幅広い年齢層に見られますが、**クローン病は10代〜20代といった若い世代に多い**のが特徴です。

症状の違い

最後の3つ目の違いは、症状です。

潰瘍性大腸炎は大腸にのみ炎症が起こるので粘血便が出やすく、炎症が長期間に及ぶとその部分が癌化し、大腸癌に変性する危険性が高くなります。

クローン病は炎症の場所によって、腹痛や下痢など様々な症状が出ます。

どちらの疾患も副腎皮質ステロイドや免疫抑制薬などで、炎症を抑えていく保存的治療や外科的治療が行われます。食事療法では、消化されにくい脂肪が多いものや食物繊維を控え、刺激物を避ける食生活が必要になります。

❖「潰瘍性大腸炎」と「クローン病」の違い

	潰瘍性大腸炎	クローン病
炎症が起きる場所	大腸粘膜	口〜肛門の消化管全体（全層）
好発年齢	10代後半〜30代（中高年も増加）	10〜20代
主症状	腹痛、下痢、粘血便	腹痛、下痢、体重減少
症状	びらんや潰瘍	縦走潰瘍、敷石状病変 腸管狭窄、瘻孔
治療	5-ASA製剤、ステロイド、 抗TNF-α抗体、免疫調節薬	5-ASA製剤、ステロイド、 抗TNF-α抗体、免疫調節薬 栄養療法
経過	活動期と寛解期を繰り返す 大腸癌のリスク因子となる	

秋山先生のワンポイント講座

副腎皮質ステロイドは、副腎皮質から出る糖質コルチコイドと同じ作用を持つ薬です。抗炎症・免疫抑制作用があり、様々な形で幅広い疾患に使われますが、満月様顔貌や中心性肥満、高血糖や骨粗鬆症など副作用も多くあります。

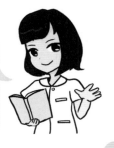

6 急性膵炎

膵臓に炎症が起きる「急性膵炎」は、膵液によって膵臓自体が消化されてしまうため激しい腹痛が起きます

膵臓（すいぞう）は左上腹部にある後腹膜臓器（腹膜に包まれている腹腔の中ではなく、腹膜の背中側にくっついている臓器のこと）で、急性膵炎はこの膵臓に炎症が起こる疾患です。

膵臓は外分泌器官として膵液をつくり、十二指腸のファーター乳頭から分泌しています。膵液には、**蛋白質を分解するトリプシンやキモトリプシン、脂肪を分解するリパーゼ、炭水化物を分解するアミラーゼ**が含まれています。人の体は蛋白質でできているので、トリプシンが炎症によって活性化されると自己消化が起こり、激しい左上腹部痛や心窩部痛、後腹膜の炎症で背中が痛くなる放散痛（ほうさんつう）、吐き気や嘔吐が見られます。炎症が腹部全体に及ぶと、腸管の動きが止まる麻痺性イレウス(144 ページ参照)を起こすこともあります。

急性膵炎の原因と治療

急性膵炎は、**胆石（たんせき）とアルコールが 2 大原因**とされています。胆石があると胆管や膵管に膵液が詰まって膵臓が圧迫されるため炎症が起こりやすく、アルコールは分解される過程で膵臓を刺激するためです。アルコール摂取量は男性のほうが多いこともあり、**急性膵炎は男性に多い**疾患です。

また、膵臓の急激な炎症により分泌されるアミラーゼがうまく十二指腸へ流れず膵臓内にたまり、血液中に流れ出すため、**血中アミラーゼ値が上昇**します。膵アミラーゼは血液中に流れてもすぐに尿中に排泄されてしまうため、急性膵炎では数時間以内に上昇するものの 1 〜 2 日で低下します。徐々に炎症が進行する慢性膵炎では、アミラーゼの上昇はあまり見られません。

急性膵炎の治療は絶飲食で膵臓の安静を保ち、蛋白分解酵素阻害薬（こうそそがいやく）（FOY）や抗菌薬などの薬物療法がメインになります。

🍀「急性膵炎」が起きるしくみ

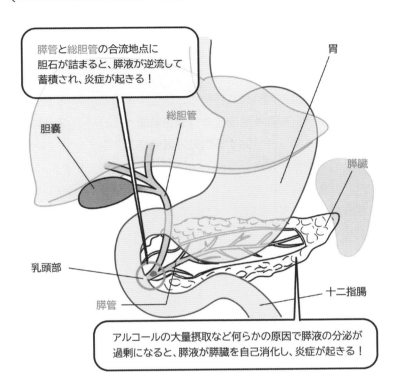

膵管と総胆管の合流地点に
胆石が詰まると、膵液が逆流して
蓄積され、炎症が起きる！

胃

総胆管

胆嚢

膵臓

乳頭部

膵管

十二指腸

アルコールの大量摂取など何らかの原因で膵液の分泌が
過剰になると、膵液が膵臓を自己消化し、炎症が起きる！

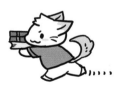

秋山先生のワンポイント講座

膵炎では絶飲食にして治療が行われ、また膵臓の機能障害
のために栄養吸収障害が起こるため、患者は急激に痩せる
ことが多く見られます。

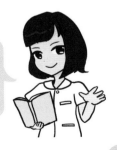

7 慢性膵炎

膵炎が慢性化すると、「慢性膵炎」となります。
膵臓の負担を減らす治療が必要となります

慢性膵炎は、膵臓の炎症が慢性的に持続した状態です。

膵臓には消化酵素を含む**膵液を分泌する外分泌機能**、ランゲルハンス島から血糖値に関係する**ホルモンを分泌する内分泌機能**があります。炎症が慢性化すると、どちらの機能も障害されるため、様々な症状が起こります。

血液検査では、急性膵炎は血液中のアミラーゼが上昇した後、短期間で低下しますが、**慢性膵炎は膵臓の機能が低下しているので、アミラーゼ値は低下**（もしくは変化なし）します。その他、腹部 CT や内視鏡で胆管や膵管の状態を直接確認する内視鏡的胆管膵管造影（ERCP）などで診断します。

慢性膵炎の症状と治療

慢性膵炎も腹痛や心窩部痛や背部痛が起こります。急性膵炎ほど強くはありませんが、徐々に痛みが増します。進行すると膵液の分泌が障害され、食べ物をうまく消化吸収できなくなり、吐き気や下痢、体重減少が見られます。

また、インスリンの分泌機能も障害されるため血糖値が下がらず高血糖になり、口渇や多飲、多尿など糖尿病のような症状が出ることもあります。

脂肪を分解できる消化酵素は、膵臓から分泌されるリパーゼのみです。そのため、膵臓の機能が落ちると脂肪がうまく分解できず、下痢になります。この下痢は脂肪がそのまま排泄されるため、脂肪便ともいわれます。脂肪便は通常の便よりも軽いため水に浮き、分解しきれない脂肪が大量に含まれるので、便器の中に脂が浮くような状態になります。

治療は禁酒、低脂肪食が基本です。1 回あたりの食事量を減らして食事の回数を増やす（分割食）ことで膵臓の負担を減らし、生活習慣の改善や体重管理、鎮痛剤や血糖コントロールなど内服治療を継続してきます。また、慢性的に炎症がある状態は膵臓癌のリスクを上げるため、注意が必要です。

慢性膵炎の症状

腹痛・背部痛

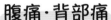

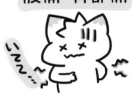

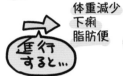

進行すると…

体重減少
下痢
脂肪便

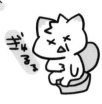

日常生活で気をつけること

・規則正しい生活を心がける

・油ものをとりすぎない

・辛いものをとりすぎない

・便秘に注意

・脱水に注意

・ゆっくり、よくかんで食べる

・ストレスをさける

・禁酒

・禁煙

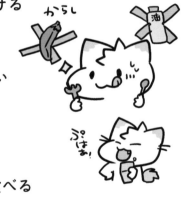

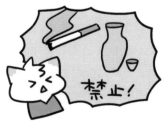

禁止！

6

消化吸収・栄養代謝障害

139

8 膵臓癌

「膵臓癌」は膵臓にできる悪性腫瘍。症状が出にくく、検査でも発見が難しい癌です

　膵臓癌は膵臓にできる悪性腫瘍です。膵臓は外分泌機能と内分泌機能の両方を持つ臓器ですが（138 ページ参照）、ほとんどは腺房細胞で、外分泌機能を担当しています。そのため、**膵臓癌はほとんどが腺癌**です。

　膵臓は、十二指腸やファーター乳頭に近いほうから膵頭部、真ん中を膵体部、脾臓に近いほうを膵尾部といい、膵臓内部にはホルモンを分泌するランゲルハンス島があります。このうち、**癌は膵頭部に好発**します。

　膵臓癌はお腹の中の癌で最も症状が出にくく、また、検診でも最も早期発見が難しい、予後の悪い癌です。**男性に多く見られます**。

膵頭部癌の症状と治療

　膵頭部に癌ができて大きくなると周囲を圧迫し、胆汁が胆管から十二指腸へうまく流れなくなるため、胆汁が胆嚢の中にたまって腫れます。胆嚢炎や胆管結石とは違い痛みはないため、**無痛性胆嚢腫大（クールボアジェ徴候）**といいます。胆汁には直接ビリルビンが多く含まれているので、胆汁の排泄が障害されると血液中に直接ビリルビンが流れ、皮膚や眼球が黄色くなる黄疸が見られます。胆汁の通り道が癌により閉塞されて起こる黄疸なので、**閉塞性黄疸**といいます。また、十二指腸にまで癌が入り込む（浸潤）と、十二指腸の壁が壊れて出血します。このように上部消化管（胃～十二指腸）で出血があると、便は酸化し黒っぽい便（**タール便**）となります。

　治療は放射線療法・化学療法と並行して、**手術ができる場合は膵頭十二指腸切除術**が行われます。開腹手術としてはとても難しく、患者への負担が大きいため、術後は ICU などの集中治療で管理します。

　膵全摘などで**ランゲルハンス島を残せない場合は、一生インスリン注射が必要になる**こともあります。

❀「膵臓癌」ができやすい場所と手術

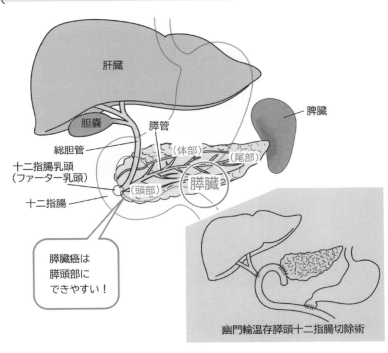

肝臓

脾臓

胆嚢

膵管

総胆管

十二指腸乳頭
（ファーター乳頭）

（体部）

（尾部）

膵臓

十二指腸

（頭部）

膵臓癌は
膵頭部に
できやすい！

幽門輪温存膵頭十二指腸切除術

❀「クールボアジェ徴候」とは？

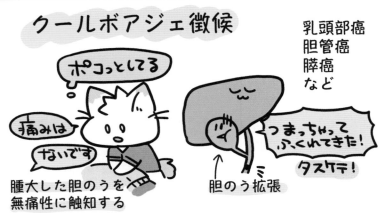

クールボアジェ徴候

ポコっとしてる

痛みは

ないです

腫大した胆のうを
無痛性に触知する

乳頭部癌
胆管癌
膵癌
など

つまっちゃって
ふくれてきた！

タスケテ！

胆のう拡張

9 腸閉塞とイレウス

「腸閉塞」も「イレウス」も腸で内容物が停滞する状態ですが、原因によって様々な型があります

腸閉塞とイレウスは、様々な原因で腸の内容物が先に進まず、停滞してしまう状態をいいます。**腸閉塞**は、**腸の機能自体は問題がないのに、腸が外側から圧迫されたりねじれたりすることで、内容物が先に進めなくなる状態**です。一方、**イレウス**は**腸蠕動が低下することで、腸の内容物が先に進めなくなる状態**をいいます。

腸閉塞とイレウスは原因によって、それぞれが2種類に分類されます。

腸閉塞

腸閉塞は腫瘍などが原因の単純性と、腸のねじれによる絞扼性があります。

単純性腸閉塞

単純性腸閉塞は閉塞性腸閉塞ともいわれ、腸蠕動は正常にあるのに、腸の外側に腫瘍や癒着があることで内容物が通過できない状態です。原因は開腹手術後の癒着によるものが最も多く見られます。聴診すると、細くなった腸を内容物が通過する際に**高い金属音が聞こえる**のが特徴的な症状です。その他、腹部膨満感や腹痛、吐き気や嘔吐などの症状が見られ、腸が完全に閉塞するとおならが出なくなります（**排ガスの停止**）。

絞扼性腸閉塞

絞扼性腸閉塞は、単純性に対して複雑性ともいわれ、**最も緊急性の高い腸閉塞**です。腸捻転や腸重積などで腸がねじれると腸の表面を走っている血管も一緒にねじれて、血流が障害され、組織に酸素が足りなくなり壊死します。壊死した臓器が長時間体内にあると、正常な臓器に様々な障害が起こるため、緊急で壊死した部分を切除する手術を行います。腸がねじれているため激しい腹痛や嘔吐、下血や血便、重症化するとショック症状が見られます。

❀「腸閉塞」の分類と「単純性腸閉塞」の症状

腸閉塞の分類

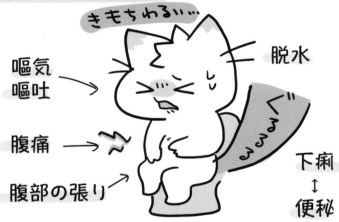

絞扼性腸閉塞		単純性腸閉塞	
腸捻転	索状物	癒着	腫瘍
ぐるん	きゅ〜↑ 血管など	ぴったり	がんなど

単純性腸閉塞の症状

きもちわるい…

嘔気 嘔吐 →

脱水

腹痛 →

腹部の張り →

下痢 ↕ 便秘

秋山先生のワンポイント講座

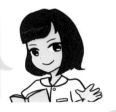

腸重積は小児に多い疾患で、とくに回腸（小腸の最後の部分）が大腸側にはまり込み、腸管が閉塞します。緊急で手術が必要になることもあります。シリーズ3巻でも解説しています。

6

消化吸収・栄養代謝障害

イレウス

イレウスは、**腸蠕動が麻痺する麻痺性**と、**中毒などで起きるけいれん性**に分かれます。

麻痺性イレウス

麻痺性イレウスは、何らかの原因で腸蠕動がなくなってしまい、その部分に内容物が停滞してしまう状態です。症状は急激ではなく徐々に起こりますが、腸閉塞よりも軽く、腹痛や吐き気、嘔吐などが見られ、**聴診では、腸蠕動音が弱かったり、まったく聞こえなくなったりします。**

原因は様々ですが、押さえておきたいのは薬の副作用が原因となる点です。**麻痺性イレウスを起こしやすい薬に、モルヒネがあります。**モルヒネは麻薬性の鎮痛薬で、癌による痛みのコントロールや、術後の痛みなどに使用されます（66ページ参照）。非常に強い鎮痛効果があり、在宅医療などでも使われますが、消化液の分泌や腸蠕動を抑制する働きがあり、副作用として吐き気、便秘や麻痺性イレウスが現れることがあります。モルヒネ服用による便秘はとても多いため、あらかじめ下剤を一緒に処方する場合もあります。

また、統合失調症などに使われる抗精神病薬も、**麻痺性イレウスを起こす場合があります。**

薬以外に、**腹膜炎、脊髄損傷や脳梗塞などによる自律神経の損傷など、様々な原因**があります。

けいれん性イレウス

けいれん性イレウスは、鉛中毒などが原因で起こります。

腸閉塞・イレウスの診断と治療・看護

腸閉塞やイレウスでX線検査をすると、腸の通過障害のためにお腹の中に空気がたまり、たまった内容物と空気の間に鏡面像（ニボー像）といわれる特徴的な水平な直線状の画像が見られます。

絞扼性腸閉塞以外の腸閉塞・イレウスでは、イレウスチューブ（ミラーアボット管 M-A チューブ）を鼻から詰まっている部分まで挿入し、たまっている内容物を排泄する減圧療法が行われます。**減圧療法中は絶食**にします。

🍀「イレウス」の分類と症状

麻痺性イレウス

腸蠕動が麻痺する

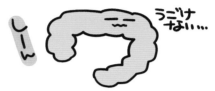

全身麻酔後、手術操作後
腹腔の炎症、薬剤性、神経原性 など

けいれん性イレウス

腸管がけいれんする

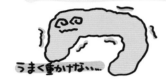

腹部の打撲、鉛・ニコチン中毒
腸管支配神経の障害 など

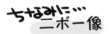

ちなみに…
ニボー像

広がった腸管内にガスがたまって
気体と液体の間に水平な線状の
液性鏡面像がでる

（腹部単純X線立位で描出される）

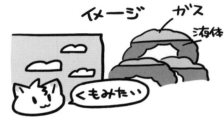

🍀「イレウスチューブ」の挿入

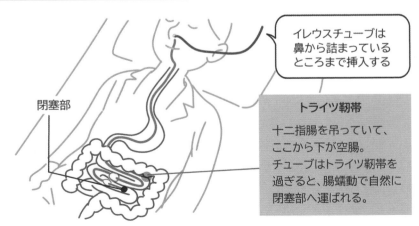

イレウスチューブは
鼻から詰まっている
ところまで挿入する

閉塞部

トライツ靭帯

十二指腸を吊っていて、
ここから下が空腸。
チューブはトライツ靭帯を
過ぎると、腸蠕動で自然に
閉塞部へ運ばれる。

10 肝炎

「肝炎」は肝臓に炎症が起こる疾患。日本ではウイルス性がほとんどで、型による違いがよく出題されます

肝炎は、肝臓に炎症が起こる状態をいいます。炎症の原因は様々ですが、日本では**ウイルス性**のものが多く、何種類かある肝炎ウイルスでよく見られるのはＡ型、Ｂ型、Ｃ型がほとんどなので、この３つの違いを押さえましょう。なお、治療はどの肝炎も安静のうえ、薬物療法が行われます。

Ａ型肝炎

Ａ型肝炎は**感染力の強いウイルスで、感染者の糞便が手指につくことや、水や器具を介して経口感染**します。症状は軽いことが多く、慢性肝炎や肝硬変への移行はあまりありません。下水道の整備が不十分な衛生状態の悪い国や地域で多く見られるため、**海外に渡航する際に任意で予防接種**します。

Ｂ型肝炎

Ｂ型肝炎は**血液感染、垂直感染するウイルス**です。血液感染は性行為や輸血、針刺し事故、垂直感染は分娩時に胎児が産道を通る際の出血で起こります。また、感染しても発症しない不顕性感染が特徴で、気づかずに他の人に感染させてしまいます。発症すると全身倦怠感や黄疸が現れます。Ｃ型肝炎に比べると慢性肝炎に移行することは少ないのですが、劇症肝炎になりやすく、肝臓癌のリスクとなるので注意が必要です。

Ｂ型肝炎ウイルスは母乳では感染しないので、乳頭に傷などがない限りは子どもを産んでも母乳育児が可能です。

Ｃ型肝炎

Ｃ型肝炎は**３つのうち最も慢性化しやすく、肝硬変や肝臓癌へ移行しやすい肝炎**です。**血液感染が多く**、輸血や針刺し事故、覚醒剤や入れ墨の針の使い回しなどで感染しますが、性行為や母子感染はあまり起こりません。劇症肝炎に移行することはほとんどありませんが、無症状のまま慢性化することもあり、予防接種はないので注意が必要です。

🍀「肝炎」の分類と特徴

	A 型肝炎	B 型肝炎	C 型肝炎	D 型肝炎	E 型肝炎
核酸	RNA	DNA	RNA	RNA	RNA
主な感染経路	経口	血液、体液	血液、体液	血液、体液（B との重複）	経口
潜伏期間	2～6 週間	40～150 日	15～180 日	1～6 ヶ月	5～6 週間
疫学	若者に多い流行性	散発性	散発性 輸血後肝炎の大部分	急性 - 重症化	若年・成人
急性	+	+	+	+	+
慢性化	-	+	+	+	-
キャリア	-	いる	いる	まれ	-
診断	HA 抗原 HA 抗体	HBs 抗原・抗体 HBc 抗体 HBe 抗原・抗体 HBV-DNA	HCV 抗体 HCV-RNA	HDV 抗体	HEV 抗体 HEV-RNA
予防法	γ-グロブリン ワクチン	HBIG ワクチン		ワクチン	
感染症法	4 類感染症	5 類感染症	5 類感染症	5 類感染症	4 類感染症

6

消化吸収・栄養代謝障害

秋山先生のワンポイント講座

B 型肝炎は現在、小児に対し生後 2 ヶ月から定期予防接種が実施されています。また、医療従事者にも推奨されています。

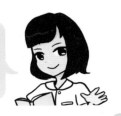

11 肝硬変

肝炎が原因で肝細胞が死滅するのが「肝硬変」。
肝臓の機能を覚えてからだと症状が理解しやすくなります

出る度

肝硬変は、様々な原因で肝細胞が死滅していく疾患です。**日本で最も多い原因はC型肝炎で、他にB型肝炎、アルコール性肝炎**などがあります。

代償期の症状と治療

死滅した肝細胞の数がまだ少ない初期を代償期といい、残された元気な肝細胞が死滅した分まで働きます。**代償期には肝臓の機能が低下しないので、症状がほとんど出ません。** この時期は食事療法はとくに必要なく、有酸素運動を取り入れた規則正しい生活を心がけます。

非代償期の症状と治療

死滅した肝細胞がどんどん増え、**残された肝細胞だけではもうカバーしきれなくなった状態を非代償期**といいます。死滅した肝細胞は元には戻らないので、肝臓の機能が徐々に落ち、様々な症状が出現します。肝臓は蛋白質から分解されたアミノ酸を門脈から受け取りアルブミンに変え、血液中の膠質浸透圧を維持していますが、肝硬変になるとアルブミンをつくる能力が落ちていくので低アルブミン血症になり、膠質浸透圧が低下することで血液中から組織に水が移動して**浮腫や腹水**が生じます。他には、血液凝固因子をつくる機能が落ちるため、**出血傾向**が見られます。アンモニアもうまく分解できなくなり、**血液中にアンモニアがたまります。** アンモニアが脳に蓄積すると、意識障害や羽ばたき振戦などの症状が出る**肝性脳症**になります。また、ビリルビンの代謝ができなくなるため、**黄疸や倦怠感も現れます。**

非代償期は肝臓の血流量を減らすため安静にし、低蛋白や減塩を意識した食事療法を行います。**門脈圧亢進症状**の食道静脈瘤にも注意が必要です。

肝硬変は肝細胞癌に移行しやすく、予後がよくない疾患のひとつです。

♣「肝硬変」の肝細胞癌への移行と症状

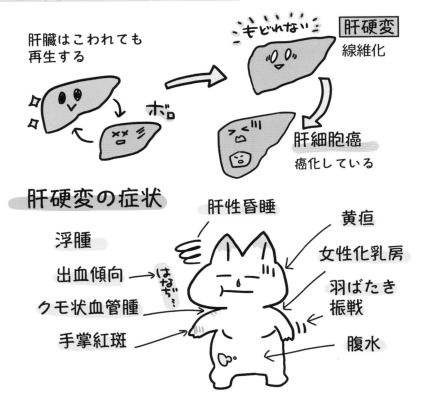

肝臓はこわれても
再生する

もどれない

肝硬変
線維化

ボロ

肝細胞癌
癌化している

肝硬変の症状

肝性昏睡

浮腫

出血傾向 → はなぢ…

クモ状血管腫

手掌紅斑

黄疸

女性化乳房

羽ばたき
振戦

腹水

6

消化吸収・栄養代謝障害

秋山先生のワンポイント講座

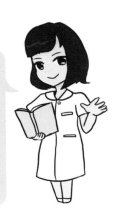

門脈圧亢進症状は、門脈から運ばれる血液が受け取れずに
門脈が渋滞を起こして圧が上昇する状態です。脾静脈が渋
滞すると脾腫、胃や食道からの上腸間膜静脈が渋滞すると
食道や胃に静脈瘤、直腸や下部結腸からつながる下腸
間膜静脈が渋滞すると痔核、おへそ周りにある腹壁静脈が
渋滞すると腹壁静脈怒張（メドゥサの頭）などの症状
が出ます。

12 メタボリック シンドローム

出る度 🐾🐾🐾

いわゆる「メタボ」は内臓脂肪が蓄積した状態。
様々な病気を引き起こす原因になるので改善が必要です

　肥満には、内臓脂肪が蓄積したリンゴ型体型と皮下脂肪が蓄積した洋ナシ型体型があります。男性はお腹の内臓付近に脂肪が蓄積しやすいためリンゴ型に、女性は下半身に脂肪が蓄積しやすいため洋ナシ型が多くなります。この**内臓脂肪が蓄積したリンゴ型**を**メタボリックシンドローム**といいます。

　メタボリックシンドロームは、食生活や日常の運動など生活習慣が大きく関係しています。**内臓脂肪の蓄積に加えて、糖代謝異常、脂質代謝異常、高血圧になる**ため、動脈硬化、脳梗塞や脳出血、心筋梗塞などといった重篤な合併症を起こしやすい状態になりますが、症状といえるものはほとんど出ません。知らないうちに進行するため予防が重要です。

メタボリックシンドロームの基準

　内臓脂肪は腸間膜という小腸や大腸の周りにつき、100cm^2 以上蓄積していると、いろいろな合併症を起こすリスクが高いといわれています。

　お腹の CT を撮れば内臓脂肪の状態はわかりますが、40 歳以上が全員、健診で CT を撮るのは難しいので、**内臓脂肪蓄積の診断には腹囲（ウエスト周囲長）が用いられます。日本では腹囲が男性で 85cm 以上、女性で90cm 以上だと、内臓脂肪面積が 100cm^2 ある**という指標になります。腹囲は立位でおへその周りにメジャーを回して呼吸は意識せず、吐き出した終わりに計ります。

　メタボリックシンドロームは、生活習慣病の増える 40 歳以降から早期発見することが重要になります。現在は高齢者の医療の確保に関する法律により、40 歳以上 74 歳までの医療保険加入者を対象として特定健診が行われています。対象の人には、**管理栄養士や保健師から特定保健指導**があります。

1　ウエスト周囲(腹囲)

男性85cm以上
女性90cm以上

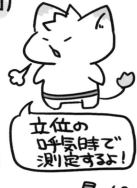

2　どれか2つ以上

・血圧　130/85mmHg
・空腹時血糖
　　　　110mg/dL以上
・中性脂肪
　　　　150mg/dL以上
　　　　かつ/または
　　　　HDLコレステロール
　　　　40mg/dL未満

立位の呼気時で測定するよ！

1と2両方でメタボリックシンドローム診断
動脈硬化になりやすい！

動脈硬化は
心筋梗塞など
いろいろな疾患の
リスクがある？

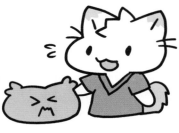

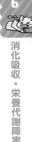

6

消化吸収・栄養代謝障害

151

13 痛風

「風が吹いても痛い」痛風は、血中の尿酸値が高くなって関節に炎症が起きる生活習慣病です

　痛風は**高尿酸血症（血清尿酸値 7.0mg/dL 以上）**が続いて関節にたまり、炎症を起こした状態です。

　尿酸は核酸（DNA・RNA）の代謝産物です。核酸はほとんどの食品に含まれているうまみ成分で、プリン塩基（プリン体）とピリミジン塩基を持つものがあり、プリン塩基を持つものが体内で代謝されると尿酸ができます。尿酸は通常の量であれば水に溶け、尿に混ぜられて排泄されますが、プリン体を取りすぎたり排泄されないと、尿酸がたまります。たまっただけで炎症がない状態ではまだ痛風とはいわず、高尿酸血症といいます。症状がほとんど出ないため**無症候性高尿酸血症**といいますが、放置すると尿酸が関節にたまり、炎症が起きると痛風になります。

　痛風は男性に多い疾患ですが、エストロゲンが尿酸の排泄を促す作用があるため、**閉経後の女性にも多く見られます**。

痛風の症状と治療・看護

　尿酸は第一中足趾節関節にたまりやすく、足の親指の根元がとても痛くなる**痛風発作**が起きます。痛風発作は発赤、腫脹、熱感などを伴います。

　痛風発作には**コルヒチン**という薬を使用します。コルヒチンは、発作が起こりそうな**予兆期に内服**すると痛みを抑えることができますが、**肝障害などの副作用が強いので、1 度の発作で 1 錠しか使えません**。それ以降の痛みには**NSAIDs**（非ステロイド系抗炎症薬）や副腎皮質ステロイドを使用し、非発作時は尿酸を排泄したり生成を抑制する薬を内服します。

　高尿酸血症も痛風も、尿酸のもとになるプリン体を多く含む食品を控えます。分解される過程で尿酸の排泄を阻害するアルコールも発作の誘発につながるため節酒します。

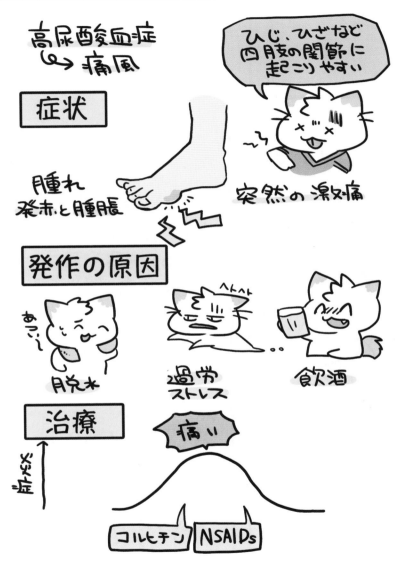

🍀「痛風」の症状と原因、治療とは？

高尿酸血症
↳痛風

ひじ、ひざなど四肢の関節に起こりやすい

症状

腫れ
発赤と腫脹

突然の激痛

発作の原因

脱水

過労
ストレス

飲酒

治療

症状

痛い

コルヒチン　NSAIDs

生活習慣の改善も大切！

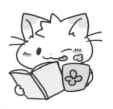

かげさんの
ちょっとひとやすみ

＊イレウスチューブから入れる!?

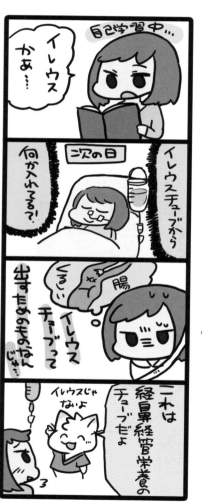

チューブにも
排出させるための
ものと投与する
ためのものがある

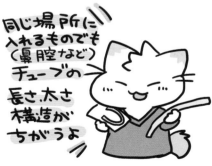

同じ場所に
入れるものでも
（鼻腔など）
チューブの
長さ.太さ
構造が
ちがうよ

第 7 章

内部環境調節・排尿機能障害

透析は「血をきれいにする」といわれるけど、ただやるだけでなく、シャント管理や食事など患者さんの協力が不可欠！
患者さんの状態を頭に入れて必要な看護ができるような説明をイメージするといいよ！

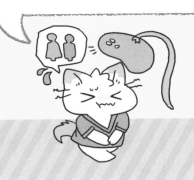

1 糖尿病

「糖尿病」は膵臓からインスリンがまったく分泌されないか、分泌されていてもうまく働かない状態です

　人の体は、細胞内のミトコンドリアで酸素を利用してエネルギーをつくり、それを使って生きています。エネルギーの元になる糖（炭水化物）は唾液に含まれる唾液アミラーゼ、膵液に含まれる膵アミラーゼ、腸液に含まれるマルターゼなどの消化酵素によって分解され、グルコースとなって門脈を通り肝臓へ運ばれます。肝臓では、グルコース（血糖）のまま全身に送り出される他、グリコーゲンに変えられて蓄えられます。

　血液中に送り出されたグルコースは、ミトコンドリアに取り込まれてエネルギーになりますが、グルコースが細胞に運び込まれるときに必要なのが**インスリン**で、膵臓のランゲルハンス島β細胞から分泌されます。

糖尿病の2つの型

　糖尿病は、**インスリンがまったく分泌されないⅠ型**と、**分泌されていてもうまく働かない状態のⅡ型**に分類されます。どちらもインスリンが働かないことで、血液中のグルコースが細胞内に取り込まれず、どんどん増えて高血糖が続く状態になります。

　Ⅰ型は生活習慣とは関係なく、膵臓の細胞を攻撃してしまう自己免疫や染色体異常が関係しているといわれ、**患者数は少ないものの小児期に発症することが多い型**です。インスリンがほぼ分泌されないので、診断されるとすぐに**インスリン注射**が適応になります。

　Ⅱ型は生活習慣に密接に関係しています。遺伝などの他、肥満や運動不足、過食などの習慣が続くと、インスリンは分泌されていても血液中のグルコースが多すぎてうまく処理されず、高血糖になります。**食事療法や運動療法などで生活習慣を改善し、次に経口血糖降下薬で血糖をコントロール**します。

☘「Ⅱ型糖尿病」になるしくみ

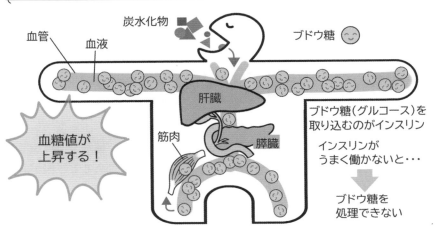

炭水化物

ブドウ糖 😊

血管
血液

肝臓

筋肉　膵臓

血糖値が
上昇する！

ブドウ糖（グルコース）を
取り込むのがインスリン

インスリンが
うまく働かないと…

ブドウ糖を
処理できない

☘「Ⅰ型糖尿病」と「Ⅱ型糖尿病」の違い

		Ⅰ型糖尿病	Ⅱ型糖尿病
全糖尿病中に占める割合		5%	95%
発症年齢		小児〜思春期に多い	40歳以上に多い
家族歴		Ⅱ型より少ない	あり
自己抗体		（＋）が多い	（−）が多い
インスリン分泌		著しく低下	やや低下
発症の状態		急激なことが多い	徐々に発症
体型		肥満とは無関係	肥満または肥満の既往が多い
ケトアシドーシス		多い	まれ
インスリン感受性		過敏	やや抵抗性
治療	インスリン適応	絶対適応	25%以上
	その他	食事療法 運動療法	食事療法、運動療法、 経口血糖降下薬

糖尿病は、血中に糖が増えることで血液の濃度が高くなり、組織から血管に水分が移行することで口渇や多飲が見られます。血液中の水分が増えることによる**多尿も特徴的な症状**です。

また、糖尿病には**神経障害、網膜症、腎症の3大合併症**があります。

糖が血液中に多いことで神経が障害される**末梢神経障害は、一番早く出る合併症で、末梢神経が下肢から左右対称に障害が起きます**。末梢神経には脳に刺激を伝える感覚神経や、脳の指令を伝える運動神経、臓器や血管の壁を支配する自律神経がありますが、とくに感覚神経が障害されると、傷があっても痛みを感じず、感染を起こして壊疽すると下肢切断に至ることもあります。また自律神経が障害されると、起立性低血圧や勃起障害、排便排尿障害が起こります。

次に出るのは網膜症で、白内障や網膜剥離などで失明することもあるため、糖尿病と診断されたら定期的に眼科で眼底検査を受けます。

最後に起きるのが糖尿病性腎症で、ネフローゼ症候群や腎不全に至ると人工透析が必要になり、QOL（生活の質）に大きく影響するので、糖尿病を悪化させないことが重要です。

また、糖尿病になると糖の代わりに脂肪をエネルギーに変えますが、その過程で必ずできる酸性のケトン体が体内にたまるとアシドーシス（**ケトアシドーシス**）になります。これは**とくにⅠ型糖尿病に多く見られる合併症**です。

血糖値は食事の影響が大きく簡単に上下するので、血糖の1～2ヶ月の状態を反映する**グリコヘモグロビン（HbA1c）**が6.5%以上という値が重要な診断指標になります。その他、血糖値や経口糖負荷試験（OGTT）も参考となります。

インスリンは、血糖を下げる唯一のホルモンです。皮下注射で投与することで、血糖の上昇を抑えコントロールできますが、血糖が下がりすぎたり、打ち忘れたりすると血糖コントロールができず、様々な症状を呈します。

患者だけでなく家族も含めて、自己管理ができるように指導していく必要があります。

🍀「糖尿病」の3大合併症と自覚症状

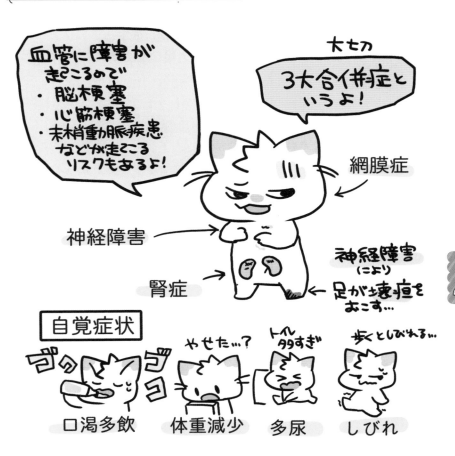

血管に障害が
起こるので
・脳梗塞
・心筋梗塞
・末梢動脈疾患
などが起こる
リスクもなるよ！

大切
3大合併症と
いうよ！

網膜症

神経障害

腎症

神経障害
（により）
足が壊疽を
おこす…

自覚症状

ゴク ゴク
口渇多飲

やせた…？
体重減少

トイレ
多すぎ
多尿

歩くとしびれる…
しびれ

秋山先生のワンポイント講座

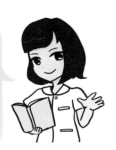

経口血糖降下薬を使用する糖尿病の患者が副腎皮質ステロイドも使用している場合、経口血糖降下薬よりステロイドの血糖上昇効果のほうが強いため、インスリン療法に切り替える必要があります。
また、小児ではⅠ型糖尿病の出題がよく見られます。

2 急性腎不全

出る度

「急性腎不全」は腎臓の機能が急激に低下し、
尿量が減る状態です。尿量は大事な所見です

腎臓は送られてくる血液を濾過し、不要なものを捨て必要なものは体内に戻して、体内の水分量（循環血液量）や pH、電解質のバランスを整えています。しかし急激に腎臓の機能が悪くなると、不要物を捨てられないだけではなく、そうしたバランスがとれず、死に至ることもあります。

様々な急性腎不全

腎不全は腎臓自体に問題がなくても起こることがあります。たとえば脱水や出血など体内の水分が急激に減る循環血液量減少性ショックや、心不全（90 ページ参照）など血圧が下がることで、**腎臓へ送られる血液が減って起きる腎前性腎不全**を起こします。止血や輸液、輸血などによって血圧を上げることで治療します。

腎臓に送られる血液の量は正常でも、**尿をつくる腎臓そのものが障害されることで起こる腎不全もあります。これを腎性腎不全**といい、濾過しきれない有害な物質が腎臓に大量に送られてくることで尿細管に障害が生じます（急性尿細管壊死）。災害時や交通事故などに起こる挫滅症候群や、造影剤や抗がん剤の影響、O-157 腸管出血性大腸菌感染症のような感染症でも起こります。

送られてくる血液の量も腎機能も問題がないのに急性腎不全となるのが、**腎後性腎不全です。前立腺肥大症や尿管結石、腫瘍などによってつくられた尿がうまく排泄されず、尿をつくる機能が障害されることで起こります。**原因の障害を取り除く治療が優先されます。

✿「急性腎不全」の分類と治療

		腎前性	腎（実質）性	腎後性
原因	脱水	脱水 うっ血性心不全 敗血症性ショック	急性尿細管壊死 薬剤性腎障害 急性糸球体腎炎 微小変化型ネフローゼ	（尿路閉塞） （水腎症） 　※画像診断が重要
治療	輸液	（可能な場合）原疾患の治療 水分管理（利尿薬・輸液）＋ダメなら血液浄化 （透析）		泌尿器科的処置 （腎瘻造設など）

腎不全は尿量
チェックがカギ！

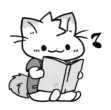

秋山先生のワンポイント講座

尿量は正常であれば1日1000～2000mLですが、急性腎不全はほとんどの場合、尿量の減少が見られます。400mL以下を乏尿、100mL以下を無尿といい、血液検査などの所見と合わせて腎不全の徴候としてとても重要です。
乏尿と無尿の定義はとても大切なので、しっかり押さえましょう！

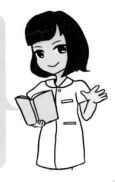

慢性腎不全

「慢性腎不全」は数ヶ月～数年かけてゆっくりと腎臓の機能が落ちていく疾患。糖尿病が原因のこともあります

出る度

慢性腎不全は徐々に進行していくものの、急性腎不全と違って治ることはありません。原因は様々ですが、慢性糸球体腎炎や糖尿病性腎症が多く、**とくに糖尿病性腎症は、透析導入の原因疾患として最も多く見られます。**

慢性腎不全の病期分類

慢性腎不全は、病期を4段階に分けたセルジンの分類がよく使われます。GFR（糸球体濾過量）は、**糸球体が1分間でどれくらいの血液を濾過し、尿をつくり出すことができるのかを数値にしたもの**ですが、実際に糸球体を取り出して測ることはできないので、年齢や性別、血清クレアチニン値から計算し、推定（推算：e）します。eGFRは正常であれば≥ 90mL／分／$1.73m^2$ですが、腎臓の機能が落ちると数値も下がります。

腎臓は2つありますが、ひとつ失っても尿をつくる能力に影響はありません。大事な機能なので、予備力が備わっているのです。この予備力がやや低下してきた時期がI期です。II期は尿を濃縮させる機能が落ちます。

いろいろな症状が出てくるのはⅢ期で、eGFRは10～30、つまり健康な人の10～30％しか腎臓が働けません。IV期はeGFRは10未満となり、肺水腫や尿毒症の症状が出てきて、人工透析などで緊急に治療しないと死に至ります。

慢性腎不全の治療

治療は、残された腎臓の機能を守りながら、それ以上進行しないようにしていくしかありません。食事療法の他に人工透析が行われますが、**人工透析はeGFRや血清クレアチニン値、症状などを見て導入を判断**します。

🍀 セルジンの分類

	Ⅰ期 腎予備能低下	Ⅱ期 腎機能不全	Ⅲ期 非代償性腎不全	Ⅳ期 尿毒症
糸球体濾過値 （mL/分）	50 以上	30 〜 50	10 〜 30	10 未満
血中クレアチニン （mg/dL）	正常範囲	2.0 未満	2.0 〜 8.0	8.0 以上
臨床症状および 検査所見	無症状	夜間多尿、高窒素血症（軽度）、貧血	倦怠感・脱力感、高血圧、高窒素血症、貧血、代謝性アシドーシス、高リン血症・低カルシウム血症	尿毒症症状、肺水腫、高血圧

🍀 「慢性腎不全」の症状

Ⅱ期　eGFR が 50-30 に下がってくる
尿を濃縮させる機能が落ちる→夜間排尿など
エリスロポエチンが減少→貧血

Ⅲ期　老廃物がうまく捨てられなくなる
・疲れやすくなる
・貧血が進行する
・酸性である尿をうまく捨てられない
　　→体液が酸性に傾く代謝性アシドーシスの状態になる
・ビタミン D の活性化ができない
　　→カルシウムが吸収されにくくなる
　　→低カルシウム血症：骨粗鬆症
・余分なカリウムを捨てることができなくなる
　　→高カリウム血症：心室細動などの不整脈

Ⅳ期　eGFR が 10 未満へ…体内に水がたまるように
・肺水腫
・高血圧
・意識障害を起こすなどの尿毒症の症状が起こる
緊急に治療しないと死に至ることも

4 慢性腎臓病（CKD）

「慢性腎臓病」は慢性腎不全を予防、早期発見するために
つくられた新しい概念です

慢性腎不全になってしまうと、腎臓はもう元には戻りません。初期には症状が出ないことも多いため、気づかぬうちに進行し、透析が必要となることもあります。そこで**慢性腎不全を予防し、早期に発見するために新しくつくられた**のが、慢性腎臓病（CKD）という概念です。

慢性腎臓病（CKD）の定義

①**蛋白尿が見られること**

②**GFR が 60mL / 分 /1.73㎡以下であること**

……**①②がひとつ、もしくは両方が 3 ヶ月以上持続した場合**

慢性腎臓病は進行すると腎不全になるだけではなく、心疾患や脳血管疾患のリスクも高まるため、この段階で悪化を止めることが大事なのです。

慢性腎臓病の重症度分類

慢性腎臓病も eGFR 値で重症度の分類が行われます。G1 〜 5 までの 5 段階ですが、**G3（GFR59 〜 30mL/ 分 /1.73㎡）以下は、食事療法が必要**になります。

食事療法は、**蛋白質と食塩の制限**が主になります。

蛋白質が腸内細菌で分解されるときにアンモニアができますが、アンモニアは毒性があるため、肝臓の尿素回路（オルニチン回路）で尿素に変えられ、腎臓に送られて尿に混ぜられて捨てられます。腎臓の機能が低下するとアンモニアが体内にたまってしまうので、アンモニアのもととなる蛋白質を制限するのです。また、塩分を摂りすぎると血液中の水分が増え、浮腫や高血圧の原因になるため、制限が必要になります。この食事療法は慢性腎不全でも同様です。また、腎不全は腎臓の血流量を減らすために安静にしますが、**慢性腎臓病は適度な運動をして適正体重を維持**することが重要になります。

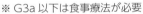 「慢性腎臓病」の重症度分類

原疾患	蛋白尿区分		A1	A2	A3
糖尿病	尿アルブミン定量 (mg/ 日)		正 常	微 量 アルブミ ン尿	顕 性 アルブミ ン尿
	尿アルブミン /Cr 比 (mg/gCr)		30 未満	30 ～ 299	300 以上
高血圧 腎 炎 多発性嚢胞腎 腎移植 不 明 その他	尿蛋白定量 (g/ 日) 尿蛋白 /Cr 比 (g/gCr)		正 常 0.15 未満	軽度蛋白尿 0.15 ～ 0.49	高度蛋白尿 0.50 以上
GFR 区分 (mL/ 分 /1.73㎡)	G1	正常または高値	≧ 90		
	G2	正常または軽度低下	60 ～ 80		
	G3a	軽度～中等度低下	45 ～ 59		
	G3b	中等度～高度低下	30 ～ 44		
	G4	高度低下	15 ～ 29		
	G5	末期腎不全 (ESKD)	＜ 15		

※ G3a 以下は食事療法が必要

※原疾患が糖尿病の場合は尿アルブミン、糖尿病以外の場合は蛋白尿で評価する

※死亡、末期腎不全、心血管死亡発症のリスクは　　　を基準に、　　　、　　　、
　　の順にステージが上昇するほどリスクも高くなる

秋山先生のワンポイント講座

蛋白尿か GFR60mL/ 分 /1.73㎡以下のどちらか一方でも
3 ヶ月続いたら、慢性腎不全（CKD）と診断されます。

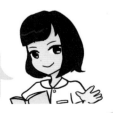

5 人工透析①
血液透析

「人工透析」は本来腎臓が行う血液の濾過作業を、機械などが代わって行う治療法です

　腎臓の機能が落ち不要物を捨てられなくなったとき、**腎臓の代わりを機械や腹膜で行うのが人工透析**です。人工透析には、腎臓の代わりを機械が行う血液透析と、自分の腹膜を使って行う腹膜透析の2種類あります。

血液透析の注意点

　血液透析は、通常は週3回程度通院し、3〜4時間かけてダイアライザーに血液を送り、濾過されてきれいになった血液を体内に戻します。血液を送るのに通常の血管では細すぎるため、**橈骨動脈と橈側皮静脈を縫い合わせてシャントとよばれる太い血管**をつくります。シャントは通常利き手ではないほうにつくりますが、血流が悪くなったり、感染したりすると使えなくなるので**採血や血圧測定はシャント肢を避け**、カバンを腕にかけたり、腕まくりや腕時計やブレスレットの着用などには注意が必要です。また、定期的にシャント音を聴取して、血流が保てているか観察する必要があります。

　血液透析を始めたばかりのときには頭痛や嘔吐、けいれんといった**不均衡症候群**が出やすくなりますが、体が透析に慣れてくると減ってきます。また、血液透析は血液を体外に送るため血栓ができやすくなるため、それを防ぐために抗凝固薬であるヘパリンを使用します。そのため、出血やあざができたりすることがあります（出血傾向）。

　日常生活ではシャントの管理の他、食事にも注意が必要です。通常、毎日数回排泄することで捨てられている老廃物を1週間に3〜4回しか捨てられなくなるわけですから、当然食事制限は厳しくなります。腎不全ではカリウムをうまく捨てることができず、高カリウム血症になるため、**生野菜は避け果物は缶詰にするなどして低カリウム食**にし、**水分を制限**したり、**減塩食**、リン排泄ができなくなるため乳製品など**リンを多く含む食品を避けます**。

🍀「血液透析」のしくみ

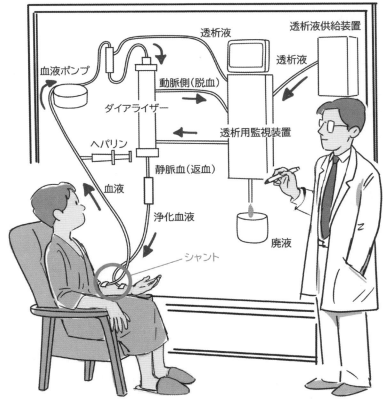

透析液供給装置

透析液

透析液

血液ポンプ

動脈側（脱血）

ダイアライザー

透析用監視装置

ヘパリン

静脈血（返血）

血液

浄化血液

廃液

シャント

秋山先生のワンポイント講座

高カリウム血症（基準値 3.5 〜 5.0mEq/L）が続くと、心室細動など致死的不整脈につながります。

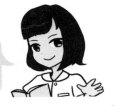

6 人工透析②
腹膜透析

出る度
🐾🐾🐾

「腹膜透析」は自宅でもできることから、
血液透析の前に導入が検討される透析です

腹膜の中を腹腔といい、ここに透析液を4〜8時間程度ためておくと、腹腔の血管から老廃物がゆっくり透析液にしみ出てきます。腹膜透析は、しみ出てきた頃に透析液を腹腔から捨てることで、血液中の老廃物を捨てることができるのです。

通常は、これを1日3〜4回行いますが、透析液を出し入れする時間は20〜30分で、その他の時間は活動することができます。

腹膜透析は自宅ででき、通院の回数も血液透析に比べると少なくて済むため、仕事もしやすく、血液透析に比べて食事制限も厳しくないなどたくさんのメリットがあります。一方で、自己管理が難しく、腹膜炎などの合併症の可能性というデメリットもあります。透析を導入する際には、これらと患者や家族の生活スタイル、年齢などを考慮して、血液透析か腹膜透析かを選択します。

腹膜透析の注意点

腹膜透析では手首にシャントをつくる必要はありませんが、腹腔内に透析液を送るための腹腔カテーテルを挿入する必要があります。そのため、腹部を強く締めつけるベルトや服は避けなければいけません。カテーテルの管理は無菌操作で行いますが、長く使っていると腹膜炎を起こすことがあります。

また、透析液は濃度を高くするために大量のブドウ糖が入っているので高血糖になりやすく、肥満や高血糖になる可能性もあります。食事はカロリー制限が必要になります。

どちらの人工透析でも、身体障害者手帳が交付されます。また、医療保険の長期高額疾病や自立支援医療などの医療費の補助があります。公的助成制度やセルフヘルプグループなどの情報提供も必要です。

🍀「腹膜透析」のしくみ

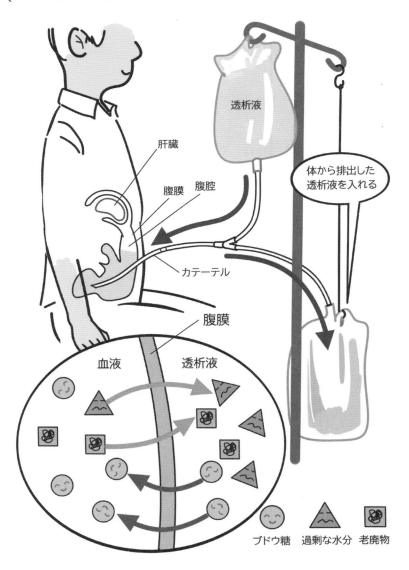

透析液

体から排出した
透析液を入れる

肝臓

腹膜　腹腔

カテーテル

腹膜

血液　　　透析液

ブドウ糖　過剰な水分　老廃物

7 糸球体腎炎

腎臓の濾過機能を担っているのが糸球体。ここに炎症が起きるのが「糸球体腎炎」です。急性と慢性があります

腎臓には、ネフロンという小さな器官が腎臓ひとつにつき約100万個あります。ネフロンは腎小体と尿細管を合わせたもの。腎小体はボウマン囊という袋と、その中の毛細血管（糸球体）からなります。腎臓は糸球体に送られてきた血液を濾過して、尿をつくり出しているのです。糸球体腎炎はこの糸球体に炎症が起こる疾患です。

急性糸球体腎炎

急激な糸球体の炎症を急性糸球体腎炎といい、原因は**溶連菌の感染によるⅢ型アレルギー**（シリーズ1巻68ページ、3巻84ページ参照）です。溶連菌に感染すると、喉の痛みや発熱など風邪に似た症状が起きますが、体内では細菌に対する抗体がつくられます。抗原を殺そうと抗体がくっついたものを免疫複合体といいますが、これが糸球体にたまり炎症を起こすのです。溶連菌感染後2〜3週間で発症し、**5〜10歳の男児に多く見られる疾患**です。

糸球体に炎症が起きるため濾過機能が低下し、**血尿が見られます**。また、水分を体外に捨てる能力も落ちるので、浮腫や高血圧になります。

治療は抗生物質を投与し、腎臓の血流量を減らすため安静にして、減塩食と蛋白制限食の食事療法を行います。男児の安静はかなり難しいですが、高血圧が続くと心不全や脳症などを引き起こすため、注意が必要です。

慢性糸球体腎炎

1年以上血尿や蛋白尿が見られる状態を慢性糸球体腎炎（IgA腎症が多い）といいます。免疫グロブリン（抗体）のひとつである**IgAタンパクが糸球体にたまり、炎症を起こすことが原因**として最も多く見られており、難病指定されています。

❀「急性糸球体腎炎」が起きるしくみ

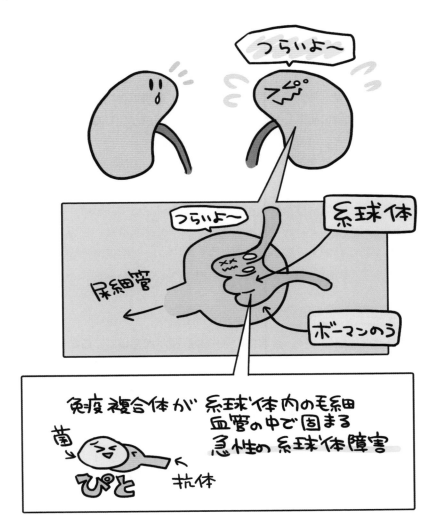

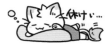

8 ネフローゼ症候群

蛋白が尿に出てしまい、体内の蛋白質が足りなくなるのが
「ネフローゼ症候群」。治療にはステロイドを使います

様々な原因で糸球体の蛋白透過性が亢進し、**本来は体内に再吸収される蛋白が尿の中に大量に出てしまうことで、体内の蛋白が足りなくなる状態**をネフローゼ症候群といいます。

糖尿病の合併症や薬剤性、妊娠など疾患や症状が原因で起こるネフローゼ症候群を二次性ネフローゼ症候群といいます。一方で、原因がはっきりしないままネフローゼ症候群だけが起こる一次性ネフローゼ症候群があり、こちらは難病に指定されています。一次性ネフローゼ症候群は、小児では微小変化型が多く見られます。微小変化型とは、ネフローゼ症候群の症状が出るにもかかわらず、腎臓の細胞を検査しても微小な変化しか見られないものです。

ネフローゼ症候群の症状

ネフローゼ症候群では、**糸球体の蛋白透過性が亢進しているため蛋白尿が**、また、**体内の蛋白が足りなくなるため低蛋白血症や低アルブミン血症（基準値 3.9 ～ 5.1g/dL）**が見られます。**この 2 つが必須診断基準**です。

その他、血液中の蛋白やアルブミンが少ないため、濃度を調節しようと血液中の水分が組織に移動することで膠質浸透圧が低下し、浮腫が起こります。体内のアルブミンが足りないことで、肝臓が低比重リポ蛋白（LDL）をたくさんつくってしまう脂質異常症も起こります。これに伴い、食欲不振や吐き気、体重増加などが起こります。

治療は、**第 1 選択として副腎皮質ステロイド**が用いられます。内服が基本ですが、重症だと点滴で短期間に大量に投与する治療（パルス療法）が行われることもあります。完治する疾患ではないので、内服治療を続けながら減塩食にし、感染予防に注意して観察していく必要があります。また、長期に渡るステロイド服用による副作用の観察、精神的ケアも大切な看護です。

❀「ネフローゼ症候群」の成人における診断基準

①蛋白尿：3.5g/ 日以上が持続する
　　（随時尿において蛋白尿／尿クレアチン比が 3.5g/gCr 以上の場合もこれに準ずる）
②低アルブミン血症：血清アルブミン値 3.0g/dL 以下
　　血清総蛋白量 6.0g/dL 以下も参考になる
③浮腫
④脂質異常症（高 LDL コレステロール血症）

注：1. 上記の尿蛋白量、低アルブミン血症（低蛋白血症）の両所見を認めることが本症候
　　　　群の必須条件である
　　2. 浮腫は本症候群の必須条件ではないが、重要な所見である
　　3. 脂質異常症は本症候群の必須条件ではない
　　4. 卵円形脂肪体は本症候群の診断の参考になる
（日本腎臓学会「ネフローゼ症候群診療指針」2012 より）

❀「ネフローゼ症候群」の症状

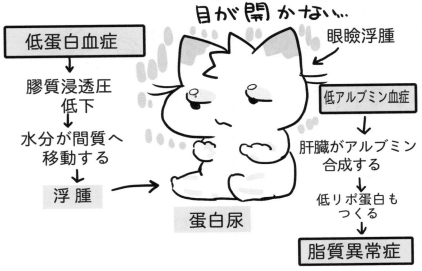

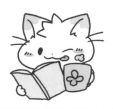

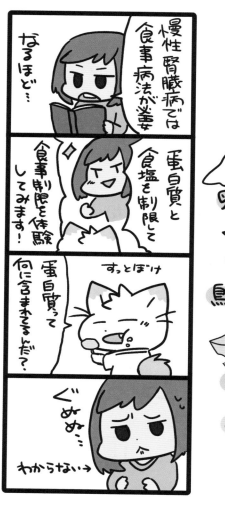

慢性腎臓病では食事病法が必要

なるほど…

蛋白質と食塩を制限して食事制限を体験してみます！

蛋白質って何に含まれるんだ？

すっとぼけ

ぐぬぬ…

わからない→

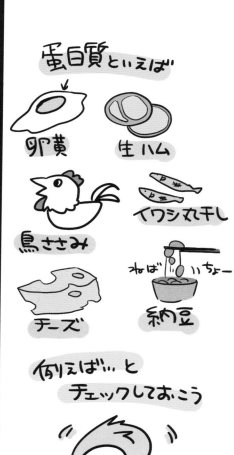

蛋白質といえば

卵黄

生ハム

鳥ささみ

イワシ丸干し

チーズ

ねばいちょー

納豆

例えば…とチェックしておこう

第 8 章

内分泌機能障害

ここでは内分泌疾患について勉強するよ！
ホルモンが分泌される場所では分泌量が
増減することで症状が変わるので、
「増えると…」「減ると…」と考えながら
勉強していこう！

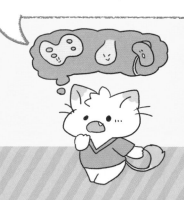

1 甲状腺機能亢進症と低下症

甲状腺ホルモンが出すぎる疾患と不足する疾患。亢進症は
バセドウ先生が発見したので「バセドウ病」といわれます

甲状腺機能亢進症は**女性に多く見られ、原因のほとんどが自己免疫疾患（バセドウ病）**です。

甲状腺ホルモンは、視床下部から出る甲状腺刺激ホルモン放出ホルモンや、下垂体前葉から出る甲状腺刺激ホルモンの命令で分泌される**代謝を活発にするホルモン**です。甲状腺ホルモンが出すぎると、通常は視床下部や下垂体前葉からの命令が減少し、甲状腺ホルモンの量が減ります。これを**ネガティブフィードバック**といいます。逆に甲状腺ホルモンが減りすぎると、下垂体前葉や視床下部からの命令が増えて甲状腺ホルモンの分泌が増えます。

甲状腺機能亢進症は下垂体前葉や視床下部以外のところから甲状腺ホルモンを出すよう命令される状態です。

甲状腺機能亢進症の症状

甲状腺ホルモンは、全身の**代謝を活発にする作用**があります。甲状腺ホルモンが出すぎると心臓が活発に動くので、**頻脈**になります。また、**甲状腺が腫れる甲状腺腫大**や、眼球の後ろにある細胞が刺激されて**眼球が前に押し出される眼球突出**を合わせて**メルゼブルクの三徴**といいます。他にも、全身の細胞が活発に動くためお腹がすき、たくさん食べるものの、消化器の動きも活発なので下痢になり、体重が減ります。また、筋肉も活発に動くため手指振戦や、精神も活発に動くので怒りっぽくなり、イライラしたり眠れなくなったりします。こんな状態が続くと当然疲れやすくなり、倦怠感も感じます。汗もかきやすいことから、更年期障害と間違われることもあります。

血液検査で甲状腺ホルモンや、甲状腺刺激ホルモンの量を測定することで診断されます。

🍀「甲状腺機能亢進症」が起きるしくみ

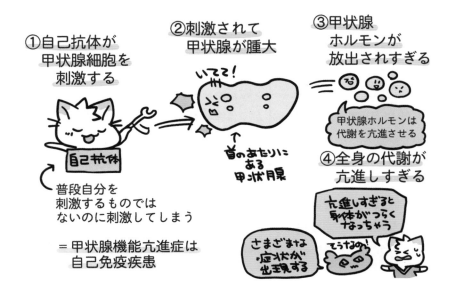

①自己抗体が
甲状腺細胞を
刺激する

自己抗体

→ 普段自分を
刺激するものでは
ないのに刺激してしまう

= 甲状腺機能亢進症は
自己免疫疾患

②刺激されて
甲状腺が腫大

いてて！

↑
首のあたりに
ある
甲状腺

③甲状腺
ホルモンが
放出されすぎる

甲状腺ホルモンは
代謝を亢進させる

④全身の代謝が
亢進しすぎる

亢進しすぎると
身体がつらく
なっちゃう

さまざまな
症状が
出現する

そうなの！

🍀「甲状腺機能亢進症」の症状

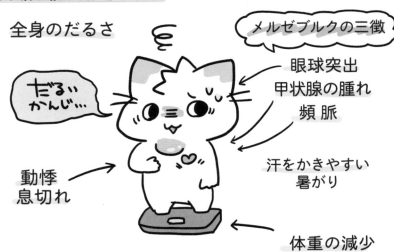

全身のだるさ

だるい
かんじ…

動悸
息切れ

精神症状

メルゼブルクの三徴

眼球突出
甲状腺の腫れ
頻脈

汗をかきやすい
暑がり

体重の減少

　治療は**抗甲状腺薬の内服が第1選択**です。これは甲状腺ホルモンがつくられる量を抑える薬で、**長期間内服する必要があります**。

　抗甲状腺薬の副作用には、肝機能障害の他、白血球減少があります。白血球は免疫を担当しているので、白血球が減少すると感染しやすくなります。また、白血球には顆粒球やリンパ球などいろいろな種類がありますが、中でも好中球（顆粒球の一種）が一番多いため、好中球減少や無顆粒球症ともいわれます。

　他にも、代謝が活発になり汗をかきやすくなるため清潔にするよう気をつけたり、精神的症状が出ることを患者に話しておく必要があります。

　甲状腺はヨード（ヨウ素）を取り込んで甲状腺ホルモンをつくり出すため、**検査前などにヨードを摂りすぎない食事指導が必要**になることもあります。ヨードは、ワカメや昆布などの海藻類、うがい薬などに多く含まれています。

甲状腺機能低下症

　一方で、甲状腺機能が低下する疾患は、2種類あります。

　生まれつき甲状腺の機能が低いのが**先天性甲状腺機能低下症（クレチン症）**。甲状腺そのものがない場合や、甲状腺ホルモンをつくる細胞に異常がある場合、下垂体や視床下部に異常がある場合など、原因は多岐にわたります。甲状腺ホルモンが分泌されないと全身の細胞が働かないため、成長発達や知能の発達に影響します。日本では、早期発見のために**新生児マススクリーニング**の対象疾患となっています（シリーズ3巻86ページ参照）。

　また、生まれたときには異常がなかった甲状腺の機能が様々な原因で低下するのが**後天性甲状腺機能低下症**です。橋本病（慢性甲状腺炎）や手術、放射線の影響が原因となります。

　低下症は、いずれも甲状腺ホルモンが分泌されないため、**低体温や浮腫（水腫）、便秘などの症状**が起こります。治療は甲状腺ホルモン製剤を長期に渡って内服する必要があります。

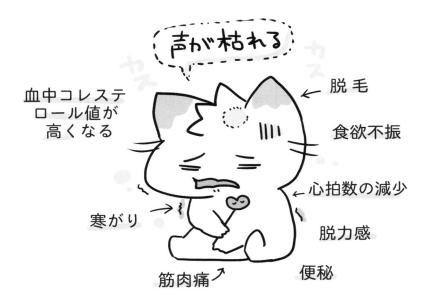

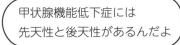

甲状腺機能低下症には
先天性と後天性があるんだよ

秋山先生のワンポイント講座

抗甲状腺薬の副作用に関しては、手洗いやマスク、予防接種などで感染予防することや、定期的に体温を測り発熱や風邪の症状に注意することなどが出題されています。

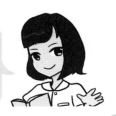

クッシング症候群

「クッシング症候群」は体を守る糖質コルチコイドを
分泌しすぎる疾患。ステロイドの副作用と似た症状が出ます

クッシング症候群は、**副腎皮質ホルモンのうち糖質コルチコイドが過剰に分泌される疾患**です。副腎皮質腫瘍が原因のこともありますが、副腎皮質に命令を出している視床下部や下垂体の異常で起こることもあります。女性にやや多く見られる疾患で、ほとんど遺伝しません。

糖質コルチコイドは体を守るホルモンです。コルチゾールやコルチコステロンなどの種類があり、血糖値を上げ、血圧を上げる作用がありますが、分泌が過剰になると、手足は細く体にのみ脂肪がつく中心性肥満や、顔に脂肪がついて丸くなる満月様顔貌（ムーンフェイス）、野牛のような肩、**高血圧や高血糖、糖尿病などの症状**が起こります。**進行すると骨粗鬆症の他、感染症を引き起こします**。敗血症で死亡することもあり、感染徴候には注意が必要です。

治療は、腫瘍摘出や内服治療など、原因に合わせて行います。きちんと治療すれば予後のいい疾患ですが、適切に治療しないと危険な状態になることもあります。日常生活では、転倒による骨折、血圧や血糖値の管理に注意し、手洗いやうがい、予防接種など、感染予防に努めることが重要です。

糖質コルチコイドと副腎皮質ステロイド

コルチゾールは、プレドニゾロンやデキサメタゾンといった副腎皮質ステロイド薬と同じ成分です。副腎皮質ステロイドは抗炎症作用と免疫抑制作用があり、気管支喘息や再生不良性貧血、潰瘍性大腸炎など多くの疾患の治療に使われていますが、**クッシング症候群の症状と同じ副作用が出ます**。

副腎皮質ステロイドの副作用でもクッシング症候群でも、精神状態に影響が出ることがわかっており、うつ状態になったり、悪化すると自殺をはかる危険性もあり、注意が必要です。

🍀「クッシング症候群」の症状

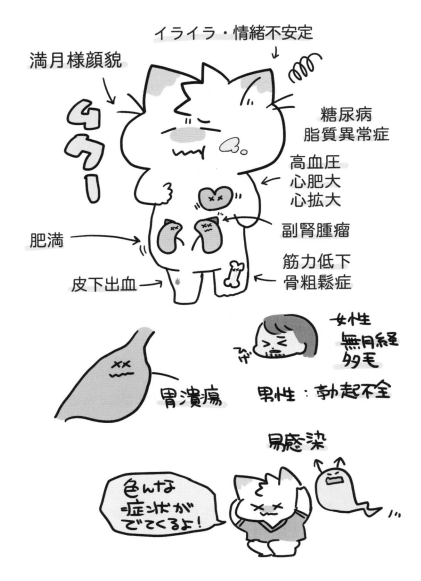

イライラ・情緒不安定

満月様顔貌

糖尿病
脂質異常症

高血圧
心肥大
心拡大

副腎腫瘍

筋力低下
骨粗鬆症

肥満

皮下出血

胃潰瘍

女性
無月経
多毛

男性：勃起不全

易感染

色んな症状がでてくるよ！

３ 先端巨大症（末端肥大症）

成長ホルモンが思春期以降に過剰分泌される疾患で、進行が遅い特徴があります

先端巨大症は**下垂体前葉でつくられる成長ホルモンが過剰に出る疾患**です。

成長ホルモンは、思春期以前では身長を伸ばしたり筋肉をつくるなど、体をつくって成長を促すホルモンですが、骨端腺（こったんせん）が閉鎖した思春期以降では、血糖値を上げ、代謝を促進する働きがあります。

思春期以降に分泌が過剰に分泌される状態を先端巨大症、思春期以前に過剰に分泌される状態を巨人症といいます。

先端巨大という名前の通り、**四肢の先端である指先が肥大して太くなり、眉弓部（びきゅう）（左右の眉毛の間の骨）が突出**し、唇が肥大する特有の見た目になります。見た目以外にも、高血圧や関節異常などの症状もあり、頭痛や視力低下、関節痛や月経異常など、全身の様々な場所に影響する疾患です。しかし、比較的ゆっくりと進行していくため、病気とは気づきにくく、患者は長い間症状に苦しんでいる場合があります。

先端巨大症の原因と治療

先端巨大症は、**下垂体にできる腫瘍が原因のことがほとんど**です。

診断は、血液中のホルモン濃度の測定検査の他、CT や MRI などの画像診断で、腫瘍の有無や大きさ、位置などを確認します。

原因となる腫瘍は良性のことが多いため、腫瘍を摘出する手術が第1選択になります。手術は鼻腔から内視鏡やメスを入れる経蝶形骨洞下垂体腺（けいちょうけいこつどうかすいたいせん）腫摘出術（しゅてきしゅつ）（ハーディの手術）が行われます。また、脳腫瘍に確実に届くようにヘルメットのような定位放射線照射装置を頭に着けて行うガンマナイフによる放射線治療や、薬物療法も行われます。

先端巨大症は心理的な影響も大きく、カウンセリングや心理的サポート、セルフヘルプグループや家族への援助なども必要です。

♣「先端巨大症」の症状

成長ホルモン（GH）
過剰分泌による症状

腫瘍の圧迫による症状

主症候
①眉弓部膨隆
　（額や目の上の突出）
②鼻の肥大
③巨大舌（舌が大きくなる）
④口唇肥大
⑤下顎突出
⑥手の容積の増大
⑦足の容積の増大
⑧月経異常
　性機能異常

副症候
●頭　痛
●視力の低下、視野障害（視野狭窄）

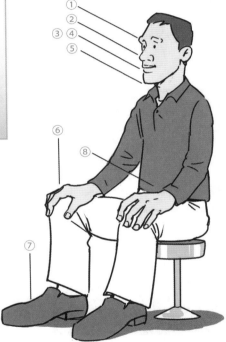

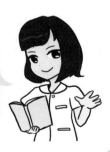

秋山先生のワンポイント講座

スポーツ選手などが筋力増強や体型の維持などの目的で成長ホルモンを注射したり服用することは「ドーピング」といわれ、禁止されています。

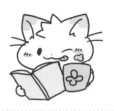

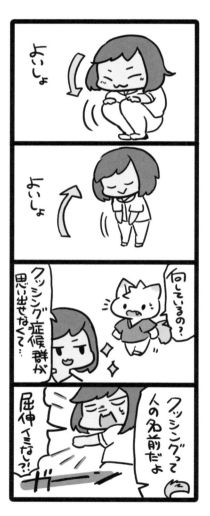

ハーヴェイ
Harvey
ウィリアムス クッシング
Williams Cushing
（アメリカの脳外科医）
の名前から
ついている

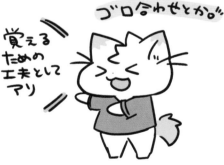

ゴロ合わせとか

覚える
ための
工夫として
アリ

第 9 章

免疫機能障害

免疫といえば感染症と思いがちだけど、
感染症以外にアレルギーや自己免疫疾患も
含まれるよ。体の中で何が起こって
いるのかを考えながら、勉強を進めよう！

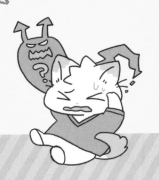

1 全身性エリテマトーデス (SLE)

出る度

「SLE」は女性に多く見られる自己免疫疾患です。
特徴的な症状があるので覚えておきましょう

全身性エリテマトーデスは「S[.]ystemic（全身）L[.]upus（オオカミ）Erythematosus（発疹）」の名のとおり、全身の臓器に炎症が起き、あちこちが狼に噛まれたように赤くなる状態から名前が付けられました。**10～30歳の女性に多い疾患で、原因不明のため難病指定**されています。

全身性エリテマトーデスの症状と治療・看護

特徴的な症状は、蝶形紅斑といわれる**頬にできる円板状の丘疹**です。左右対称で蝶のような形に見えるため、こう呼ばれます。紅斑は日光に当たると悪化するため、帽子やマスクなどの紫外線対策が大切です（**日光過敏症**）。

その他、関節痛や貧血、精神症状など全身の様々な部位に障害が起こります。重要なのは**ループス腎炎**といわれる腎障害で、死因にもなりうる合併症です。腎機能データや蛋白尿に注意する必要があります。

治療は副腎皮質ステロイドを使いますが、長期間服用する必要があるので満月様顔貌、中心性肥満や骨粗鬆症、精神症状や易感染など**副作用に注意が必要**です（180ページ参照）。易感染の状態が長いと、入院や面会を制限する必要があります。また、副腎皮質ステロイドは、自己判断で急に中止するとショックを起こすことがあるため、正しく服用するよう指導しなければいけません。症状に応じて副腎皮質ステロイドの量は変わりますが、重症度が高ければ一時的に点滴で大量に投与するパルス療法を行うこともあります。また、免疫抑制薬や、腎障害が強い場合は透析療法なども組み合わせて治療します。

妊娠や出産の多い年齢で発症しやすい疾患のため、内服薬の胎児への影響や流早産のリスクもあります。妊娠については計画的な援助が必要です。

🍀「全身性エリテマトーデス」の症状

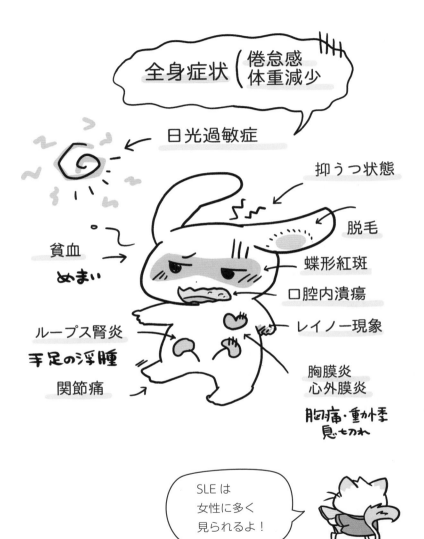

全身症状 { 倦怠感
体重減少

日光過敏症

抑うつ状態

脱毛

蝶形紅斑

口腔内潰瘍

レイノー現象

貧血

めまい

ループス腎炎

手足の浮腫

関節痛

胸膜炎
心外膜炎

胸痛・重か孝
息セツれ

SLE は
女性に多く
見られるよ！

2 後天性免疫不全症候群（AIDS）

「AIDS」は「HIV」とイコールと思われがちですが、HIV に感染して指定の疾患を発症した状態が AIDS です

AIDS はヒト免疫不全ウイルス（HIV）の感染により、免疫機能が障害される疾患です。

HIV はリンパ球が含まれる血液やリンパ液を介して感染しますが、日本ではほとんどが性行為感染で、とくに同性愛者間で多く見られます。世界的にはサハラ以南のアフリカで多く、国連エイズ合同計画（UNAIDS）で対策がとられています。

AIDS の症状と治療

HIV に感染すると、まずインフルエンザのような症状が出ますが、その後は何の症状も出ない期間が数年続きます（無症候期）。この期間に気づかずに人にうつしてしまうため、知らずに感染が広がります。

ヒトは T リンパ球が行う細胞性免疫と、B リンパ球が行う体液性免疫で体を守っています。HIV は細胞性免疫を担当している T リンパ球の中でも、**ヘルパー T 細胞に感染して破壊**します。すると細胞性免疫が働かなくなり、やがて体液性免疫も働かなくなるため抵抗力が低下し、通常なら発症しないような病気も発症してしまいます。これが日和見感染です。カンジダ症やニューモシスチス肺炎、結核などを発症します。カンジダ症や結核、カポジ肉腫など**指定の疾患を発症した状態**を AIDS といいます。

AIDS を発症しないように使われるのが、抗 HIV 薬です。HAART 療法といういくつかの薬を併用して投与します。確実に内服しなければいけないため、服薬指導が重要になります。抗 HIV 薬はとても高価ですが、**身体障害者手帳や自立支援などの助成の対象**になります。

また、医療従事者が針刺し事故を起こしたときなどに使われる予防投与の薬もあります。

✿ HIV感染から「AIDS」発症への流れ

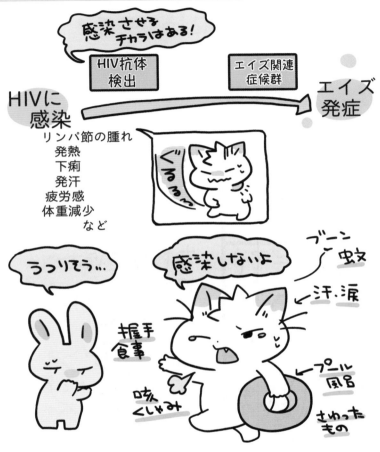

HIV抗体
検出

エイズ関連
症候群

HIVに
感染
リンパ節の腫れ
発熱
下痢
発汗
疲労感
体重減少
　など

エイズ
発症

感染させる
チカラはある！

ぐるぐる

うつりそう…

感染しないよ

ブーン
蚊

汗・涙

握手
食事

咳
くしゃみ

プール
風呂

さわった
もの

秋山先生のワンポイント講座

日本では匿名・無料で、保健所でAIDSの検査や相談、カウンセリングが受けられます。

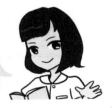

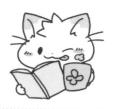

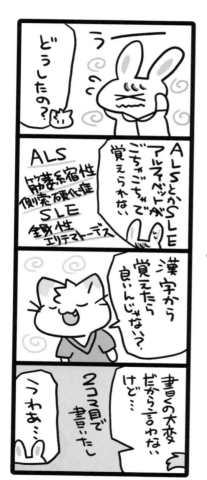

実際の国試では
筋萎縮性側索硬化症
＜ALS＞と両方表記
されているよ！

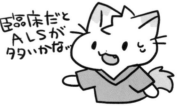

臨床だと
ALSが
多いかな

第 10 章

脳神経障害

脳神経障害は出血や梗塞など、障害された
場所や障害の種類で症状や治療が変わるよ。
脳は様々な運動や感覚を司るので、全身に
症状が現れることもあるのがポイント！

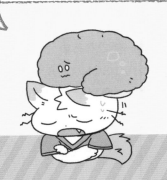

1 脳血管障害① 脳出血

出る度
🐾🐾🐾

日本人の主要4死因のひとつである「脳血管障害」。
脳動脈からの出血によるものと動脈が詰まるものがあります

脳の血管が破れたり詰まったりして、その先の脳細胞に酸素が供給されずに**脳細胞が壊死する疾患を脳血管障害**といいます。脳血管障害は大きく分けて、**脳動脈が破裂して起こる出血性（脳出血、クモ膜下出血）**と、**脳動脈が詰まって起こる閉塞性（脳梗塞）**の2つがあります。

脳出血は脳内出血ともいい、脳に栄養を送る動脈が破れ、出血が見られる状態です。**原因は高血圧が最も多く**、高血圧をコントロールすることが脳出血の予防にはとても重要です。

脳出血の起きやすい場所と治療

最も多い出血部位は被殻（ひかく）です。大脳基底殻（だいのうきていかく）という脳の奥の部分で、被殻の隣には錐体路（すいたいろ）（体を動かす命令を伝える運動神経の通り道）の一部である内包（ない ほう）があります。被殻の出血が隣の内包にも及ぶと、**出血部位と反対側の片麻痺（へんま ひ）**が見られます。

次に出血が多いのは、**間脳の一部である視床（ししょう）**です。ここは感覚神経から得た情報を大脳へ送る通り道で、**出血すると視床痛といわれる知覚麻痺や知覚障害が起こります。**

3番目に多いのは、**脳幹部の一部である橋（きょう）**です。脳幹部の延髄は生命維持中枢で、呼吸や循環、瞳孔反射（どうこう）をコントロールする部位が集まっているので、橋で大きな出血があると**縮瞳（しゅくどう）や呼吸異常、除脳硬直の姿勢**が見られ、予後もよくありません。

治療は、CTやMRIで出血の大きさや部位を確認して方針を決めます。出血が小さく、また浅い部分であれば、手術して取り除くこともありますが、できない場合は脳の浮腫のコントロールや止血剤の投与で治療します。

🍀「脳出血」が起きやすい場所と症状

視床(内側型)脳出血の場合
- ①下方共同偏視
- ②対光反射消失
- ③半身知覚麻痺
- ④深部知覚麻痺
（指をどちらに曲げているかわからない）

被殻(外側型)出血の場合
- ①共同偏視②片麻痺
- ③顔面神経麻痺

橋出血の場合
- ①縮瞳②呼吸異常
- ③急激な昏睡④頻脈
- ⑤四肢麻痺⑥バビンスキー反射陽性(足底の刺激で親指が反る)
- ⑦除脳硬直

小脳出血の場合
- ①病巣反対側への共同偏視②起立・歩行不能
- ③嘔吐④頭痛
- ⑤めまい⑥眼球振盪

🍀「除脳硬直」とは？

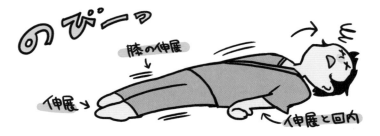

のぴーっ

膝の伸展

伸展↘

伸展と回内

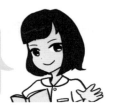

秋山先生のワンポイント講座

CTではX線がよく吸収される骨や血液は白く写り（高吸収域）、あまり吸収されない空気や脂肪は黒く写ります（低吸収域）。脳出血では、出血部分は高吸収域で、白く写ります。

2 脳血管障害②
脳梗塞

脳の動脈が詰まるのが「脳梗塞」です。
原因によって3つに分類されます

　脳梗塞は、脳に栄養や酸素を送っている動脈が詰まって酸素が不足し、その部分が壊死する疾患です。

アテローム血栓性脳梗塞

　アテローム血栓性脳梗塞は、**動脈硬化が原因**で動脈が狭くなり、閉塞します。動脈硬化は徐々に進行するため、一時的に脳の血流が障害され、麻痺や言語障害、意識消失が起こることがあります（**一過性脳虚血発作（TIA）**）。症状は血流が再開されると戻るため、数分で症状は治まります。しかし数日〜数ヶ月以内に脳梗塞を発症することが多いので、TIAの段階できちんと治療しておくことが必要です。動脈硬化は、高血圧や脂質異常症、糖尿病など生活習慣が関係します。

心原性脳塞栓症

　心原性脳塞栓症は、**心疾患が原因**で起こります。心房細動（102ページ参照）や弁膜症で心房内で血液の流れが滞ると血栓ができ、その血栓が脳の動脈に飛んで閉塞するのです。心臓が活発に動いている**日中活動時に突然発症**し、太い血管が詰まりやすいため梗塞巣が大きいことが多く、**予後が悪い脳梗塞**です。

ラクナ梗塞

　ラクナ梗塞は、**穿通枝という細い血管が詰まる**ことで小さな脳梗塞を起こします。CTやMRIを撮ると、**小さな梗塞が水たまり（ラクナ）のように見える**ためこの名が付きました。大きな麻痺や意識障害は起きにくいものの、**脳血管性認知症**やパーキンソン症候群の症状が出ることがあります。

　どの脳梗塞もCTやMRIで梗塞の部位や大きさを確認して治療方針を決めますが、脳梗塞部位の血流は徐々に途絶えていくため、CTでは発症後すぐには写らないことも多く、その場合は6〜24時間以降に再度撮影します。

🍀「脳梗塞」の分類

	アテローム血栓性脳梗塞	心原性脳塞栓症	ラクナ梗塞
頻 度	約35%	約30%	約30%
経 緯	脳主幹動脈のアテローム硬化により、狭小化した血管が梗塞して起こる	心房細動などの心疾患により心臓内に血栓ができ、その一部が血流に乗って脳の動脈に運ばれ、血管に詰まって起こる	細い脳動脈穿通枝が閉塞して起こる
基礎疾患	高血圧、糖尿病、脂質異常症など	非弁膜症性心房細動、急性心筋梗塞、弁膜症など	高血圧、脂質異常症、糖尿病など
好発者	動脈硬化の進行している中高年	心疾患がある人	高血圧のある高齢者
梗塞巣の大きさ	中〜大	大きい	小さいものが多発
発症時刻	睡眠中、安静時	日中活動時	−
経過・予後	段階的・進行性に症状が重症化する。一過性脳虚血発作の先行が約20〜30%に見られる	突発的に発症し、短時間で症状が完成する。広範囲な梗塞巣となり、重篤な症状が出る。最も予後不良	一般に軽症で、意識障害や失語・失行は見られない。予後は一般に良好だが、繰り返すと脳血管性認知症の原因になる

🍀 各脳梗塞の血管の状態

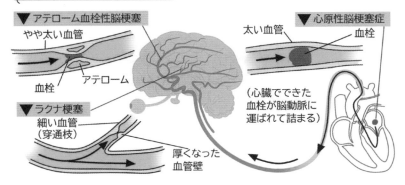

▼アテローム血栓性脳梗塞
やや太い血管
血栓　アテローム

▼ラクナ梗塞
細い血管
（穿通枝）
厚くなった
血管壁

▼心原性脳梗塞症
太い血管　血栓

（心臓でできた
血栓が脳動脈に
運ばれて詰まる）

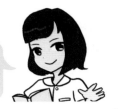

秋山先生のワンポイント講座

脳梗塞では動脈が詰まり、血流が途絶えているため、CT
では低吸収域像となり、黒く写ります。

脳梗塞の症状

　脳の血管が詰まり、その先の組織が壊死すると、神経細胞が自分を守ろうとして水をため込むため脳浮腫が起こります。浮腫が進むと、脳は頭蓋内に入りきらなくなり、頭蓋内圧の上昇が起こります。そのため、とくに急性期には急性頭蓋内圧亢進症状に注意が必要です。バイタルサインや意識レベルの観察の他、クッシング現象に注意して観察します。

　クッシング現象では、頭蓋内圧が上がると脳の血管が圧迫され、脳の血流が減少します。すると心臓は脳の血流を増やすために**収縮期圧を上げて、脳に血液を届けようとし、相対的に徐脈になります**。収縮期圧だけが上がるので、**収縮期圧と拡張期圧の差（脈圧）が大きくなります**。さらに頭蓋内圧が上昇すると、脳ヘルニアが起こって呼吸障害や循環障害となり、死に至ることもあります。

脳梗塞の治療・看護

　脳梗塞の治療には時間が大切です。

　動脈が詰まってから4時間半以内であれば、rt-PA（組織プラスノミゲンアクチベータ）という血栓溶解薬を点滴し、詰まった血栓を溶かす血栓溶解療法で、血流を再開させることができます。血流がうまく再開されれば麻痺や言語障害などの症状を緩和し、予後の改善に効果的です。しかし、血栓溶解薬は短時間で急速に投与するため、**投与後24時間は出血しやすく、脳出血などの出血傾向に注意が必要**です。

　発症後4時間半以上経っていたり、出血しやすい疾患があるなどで血栓溶解療法が使えない場合は、脳の浮腫を抑えたり、これ以上血栓をつくらないよう抗凝固療法が行われます。しかしできた梗塞の大きさや場所によって、麻痺や言語障害、意識障害など症状が異なり、予後も異なります。

　回復期には早期から機能訓練やリハビリテーションを行い、日常生活動作（ADL）の低下を防ぎます。麻痺や言語障害が残る状態であれば、移動やコミュニケーションの援助が必要です。

❀「脳梗塞」の症状

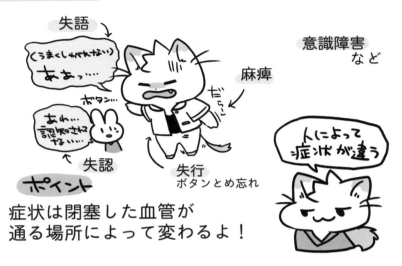

失語

（うまくしゃべれない）
あぁっ…

ボタン…

あれ…
認知のされ
ない…

失認

失行
ボタンとめ忘れ

麻痺
だ…

意識障害
など

人によって
症状が違う

ポイント

症状は閉塞した血管が
通る場所によって変わるよ！

❀「脳梗塞」の治療と時間の関係

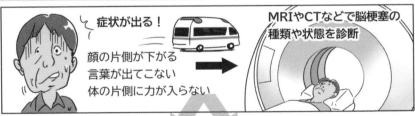

症状が出る！

顔の片側が下がる
言葉が出てこない
体の片側に力が入らない

MRIやCTなどで脳梗塞の
種類や状態を診断

発症後4時間30分以内なら…	発症後4時間30分以上経って いたり、出血しやすい状態だったら…
rt-PA 投与 血栓を溶かす 血栓溶解療法	■ 脳を保護する ■ 脳の浮腫を抑える ■ 抗凝固薬でこれ以上血栓が 　できないようにする

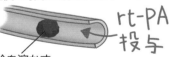

秋山先生のワンポイント講座

クッシング現象である収縮期圧の上昇（脈圧の増大）、徐
脈（50〜60回/分以下）は国家試験でもよく出題されます。

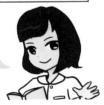

10

脳神経障害

ヲ クモ膜下出血

 クモ膜下腔の動脈が破れるのが「クモ膜下出血」。
特徴的な徴候があるので押さえておきましょう

　脳は、頭蓋骨のすぐ下にある硬膜、その下のクモ膜、脳の表面を覆っている軟膜の3層の髄膜で守られています。クモ膜と軟膜の間をクモ膜下腔といい、髄液が流れ脳に酸素を送る太い動脈が走っています。この動脈が破れて出血した状態を、**クモ膜下出血**といいます。

　原因で一番多いのは、脳動脈瘤の破裂です。動脈が分岐する部分にコブのように膨れ上がった部分を動脈瘤といい、できやすい場所は、ウィリス大動脈輪である前交通動脈、内頸動脈と後交通動脈の分岐部で、コブの壁が薄くなり、血圧が高くなって壁が破れると出血します。

　出血すると、**突然の激しい頭痛**や吐き気、嘔吐などの症状や、意識障害が起こることもあります。また、髄膜であるクモ膜や軟膜を刺激するため、**髄膜刺激症状**も出現します。

髄膜刺激による4つの症状

　髄膜刺激症状は、次の4つがあります。

　項部硬直は、仰向けで寝ている患者の**頭部を軽く上げようとすると硬くて曲がらずに肩や背中まで一緒に上がる状態**をいいます。髄膜が刺激されていると後頭部や首の後ろの筋肉が収縮して硬くなるためです。痛みを感じる場合もあります。

　ブルジンスキー徴候は、仰向けの患者の頭を前屈させると、自動的に両足が股関節と膝関節で曲がる状態をいいます。

　ケルニッヒ徴候は、仰向けの患者の足を股関節で90度曲げた状態では、膝関節を135度以上伸ばすことができない状態をいいます。

　羞明は、**光が眼に入ると痛みを感じたり**、まぶしく感じて眼を開けていられなくなったする状態です。

🍀「脳動脈瘤」ができやすい場所

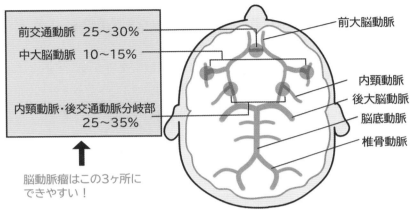

前交通動脈　25〜30%	
中大脳動脈　10〜15%	
内頸動脈・後交通動脈分岐部 25〜35%	

前大脳動脈

内頸動脈
後大脳動脈
脳底動脈
椎骨動脈

↑
脳動脈瘤はこの3ヶ所に
できやすい！

🍀「髄膜刺激症状」とは？

項部硬直　　ブルジンスキー徴候　　ケルニッヒ徴候

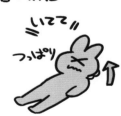

あお向けで
首を前屈させる

「いてて」
つっぱり

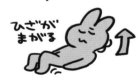

あお向けで頭を
もち上げると（前屈）
膝が屈曲する

ひざが
まがる

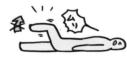

あお向けで片足
とひざをまげたまま
もち上げたあと
伸展させたいのに
できない

10

脳神経障害

秋山先生のワンポイント講座

髄膜刺激症状は、クモ膜下出血以外では髄膜炎でも見られます。また、羞明は白内障や視神経の異常でも見られます。

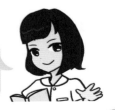

クモ膜下出血の検査

　クモ膜下腔は通常は髄液しか流れていないので、CT では黒く写りますが、血液が混じることで**高吸収域像、白く写ります。クモ膜下腔がヒトデ（ペンタゴン）のような形に白く写るのが特徴**です。

　また、クモ膜下腔の髄液を一部採取する髄液検査を行うこともあります。髄液は通常、無色透明の液体ですが、クモ膜下腔に出血があると血性髄液となり、時間の経過とともに変色するキサントクロミーが見られます。しかし、髄液検査は頭蓋内圧を上昇させる危険があるので、あまり行われません。

クモ膜下出血の治療・看護

　動脈瘤破裂の場合、全身麻酔で開頭し、**動脈瘤の根元をクリップで止血する脳動脈瘤クリッピング術**や、**大腿動脈からカテーテルを挿入し、動脈瘤内部にプラチナでできたコイルを詰めて破裂しないようにする血管内治療**などが行われます。血管内治療は、未破裂動脈瘤に対しては局所麻酔で行われることもありますが、破裂動脈瘤に対しては全身麻酔で行われることが多いようです。

　クモ膜下出血は再出血しやすく、再出血した場合は予後が悪くなります。とくに **24 時間は再出血のリスクが高い**ため、再出血の予防が重要です。血圧が上がると再出血のリスクが高くなるため、疼痛や便秘、精神的な刺激を避けられる環境を整備します。また、頭部への血流を制限するため、30 度くらい頭部を上げた体位をとり、姿勢を変えるときや体の動きに注意します。

　また、脳血管れん縮にも注意が必要です。クモ膜下腔に出血があると、周囲の血管を周りから刺激し、**血管がけいれんを起こす状態が脳血管れん縮**です。血管がけいれんを起こすとその先の脳細胞への血流が途絶え、脳梗塞を起こすこともあります。**脳血管れん縮は最初の出血後、数日～ 2 週間に起こりやすい**ため、麻痺や言語障害、意識レベルの変化に注意が必要です。

🍀「クモ膜下出血」のCT画像

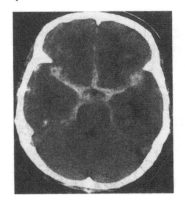 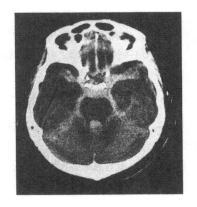

🍀「脳動脈瘤クリッピング術」とは？

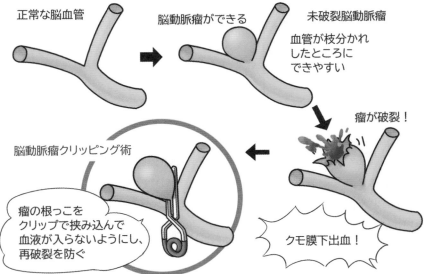

正常な脳血管

脳動脈瘤ができる

未破裂脳動脈瘤

血管が枝分かれ
したところに
できやすい

瘤が破裂！

脳動脈瘤クリッピング術

瘤の根っこを
クリップで挟み込んで
血液が入らないようにし、
再破裂を防ぐ

クモ膜下出血！

脳神経障害

4 硬膜外血腫

硬膜と頭蓋骨の間に血液がたまるのが「硬膜外血腫」。
適切な手術ができれば後遺症も残りません

　脳や脊髄を守る髄膜の一番外側を硬膜といいます。硬い膜と書くように、脳を守っている丈夫な膜です。この**硬膜より外側、頭蓋骨との間に血液がたまる状態**を硬膜外血腫といいます。硬膜外血腫はスポーツや交通事故などの頭部外傷で起こることがほとんどで、側頭部に多く見られます。

硬膜外血腫の症状と治療

　急性硬膜外血腫では、出血直後は意識が保たれている**意識清明期（ルシッドインターバル）**があります。出血が大きくなると次第に様々な症状が現れます。外傷に伴って脳を損傷している場合（脳挫傷）は、様々な症状が見られ、予後にも影響しますが、脳挫傷が見られない場合は症状が軽いこともあります。

　CTでは、脳を外側から圧迫する**凸レンズ型の高吸収域像、白く写る血腫**が見られます。その他、頭部レントゲンで脳挫傷の有無を確認したり、MRIで血腫の広がりを確認することもあります。

　治療はなるべく早い時期に、**全身麻酔下で開頭血腫除去術が行われます。**血腫が小さく、また脳挫傷がない場合は保存療法で経過を見ることもあります。その場合は急激に出血が大きくなる場合もあり、注意が必要です。

　適切な治療が受けられれば予後はよく、後遺症を残すことなく治りますが、脳挫傷が大きかったり手術まで時間がかかってしまうと、後遺症が残ったり死亡することもあります。

🍀「硬膜外血腫」のCT画像

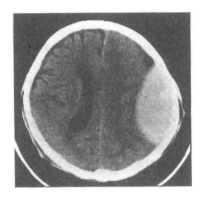

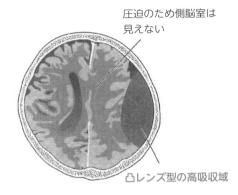

圧迫のため側脳室は見えない

凸レンズ型の高吸収域

🍀「硬膜外血腫」の症状

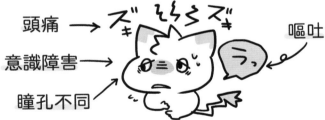

頭痛 →

意識障害 →

瞳孔不同

嘔吐

ズキ そらら ズキ

う

外傷に伴って脳を損傷しているときは
さまざまな症状が出現して
予後にも影響するよ！
脳挫傷がみられない場合は
症状が起こらないこともあるよ！

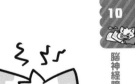

5 硬膜下血腫

出る度
🐾🐾🐾🐾

軽い転倒などで起きる慢性硬膜下血腫は、
高齢化に伴い増加しています

硬膜下血腫には急性と慢性があります。

急性硬膜下血腫

硬膜の内側で出血し、急激に大きくなり脳を圧迫するのが**急性硬膜下血腫**です。硬膜外血腫と同じく、頭部外傷で起こります。

硬膜とクモ膜の間に血液が流れ血腫となり、脳を圧迫するため、**頭部外傷の直後から意識障害が起きます**。左右の瞳孔の大きさが違う瞳孔不同や呼吸障害、循環障害も多く見られます。CTでは、脳の表面を圧迫する**三日月型の高吸収域像、白く写る血腫**が見られます。

硬膜外血腫と同じく、なるべく早い時期に全身麻酔下で**開頭血腫除去術**を行います。血腫が大きく手術が緊急を要する場合は、救急外来で穿頭（頭蓋骨に小さな穴をあける）して血腫を少し取り除いたり、手術中に脳浮腫が強くなる場合は、頭蓋骨を外したまま皮膚を縫合する減圧術が行われることもあります。**硬膜外血腫に比べると救命率は低く**、麻痺や言語障害、高次脳機能障害などの後遺症が残ることも多く、**予後は不良**です。

慢性硬膜下血腫

比較的軽い頭部外傷だと血腫が小さく、急激には脳を圧迫しないため、徐々に症状が出る**慢性硬膜下血腫**になります。高齢者やアルコール依存症の人に多く、転倒の他、軽く頭をぶつけることなどでも起こります。徐々に血腫が大きくなるため、**頭部外傷の3週間〜数ヶ月後**に頭痛や吐き気、**歩行障害、記憶障害などが起こり**、認知症と間違われることもあります。

血腫が小さければ自然に治癒することもありますが、基本的には頭に小さな穴をあけて血腫をドレナージする**穿頭血腫ドレナージ術**を行います。これは局所麻酔で行われるため、術中に患者が安静を保てるよう援助します。脳の損傷がなければ予後はよい疾患です。

❀「硬膜下血腫」のCT画像

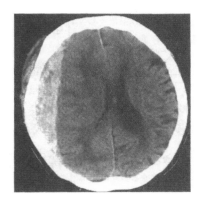

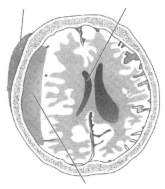

皮下血腫（打撲部位） 側脳室、大脳鎌の偏位

三日月型の高吸収域（急性硬膜下血腫）

❀「硬膜下血腫」の症状

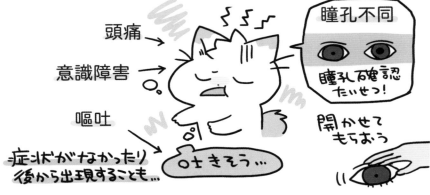

頭痛

意識障害

嘔吐

症状がなかったり後から出現することも…

吐きそう…

瞳孔不同

瞳孔確認たいせつ！

開かせてもらおう

秋山先生のワンポイント講座

急性硬膜下血腫は、乳幼児では虐待に伴う殴打などでも見られます。

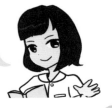

6 重症筋無力症

神経から筋への刺激伝達が障害されるこの疾患は、
午後になると症状が悪化する日内変動が特徴です

　私たちの意思で動かすことのできる骨格筋。命令は、大脳から運動神経を通り、骨格筋の手前まで刺激が伝わると、シナプスから神経伝達物質である**アセチルコリン**が放出されます。骨格筋にはアセチルコリンを受け取る受容体があり、大脳からの命令を受けて筋肉を収縮させます。この**受容体が自己抗体で破壊される疾患**が、重症筋無力症（じゅうしょうきん む りょく）です。

　5歳未満の小児と**30歳前後の女性に多く**、難病に指定されています。

重症筋無力症の症状と治療・看護

　重症筋無力症は、骨格筋に命令がうまく伝わらないため、全身の筋力低下、脱力感、とくに**眼球運動を支配する外眼筋が障害されてまぶたが垂れ下がる眼瞼下垂や複視**（がんけんかすい ふくし）が起きます。また、**胸腺腫の合併が多く**（きょうせんしゅ）、摘出術をする場合もあります。呼吸筋が障害されると、予後は悪くなります。

　神経伝達物質のアセチルコリンは、体内でコリンエステラーゼによって分解されています。このコリンエステラーゼを阻害（そがい）する薬（**コリンエステラーゼ阻害薬**）を静脈内注射で投与すると、アセチルコリンが分解されず、刺激伝導が回復するため、外眼筋麻痺や四肢の脱力などの症状が改善します。これを**テンシロンテスト**といい、重症筋無力症の診断となります。

　治療は、コリンエステラーゼ阻害薬を投与して筋肉への刺激伝導を強化したり、副腎皮質ステロイド薬や免疫抑制薬で自己抗体の産生を抑えたりします。重症化すると、全身の自己抗体を取り除く血液浄化療法、免疫グロブリン大量投与などが行われます。

　ステロイドや薬の副作用の観察の他、女性に多い疾患のため、妊娠や出産、授乳に影響する点にも注意が必要です。

🍀「重症筋無力症」の症状

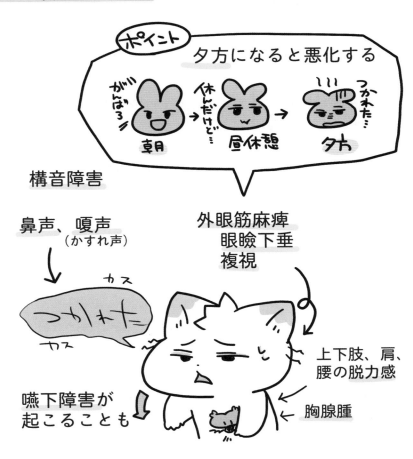

ポイント　夕方になると悪化する

がんばろ！／　朝　→　休んだけど…　昼休憩　→　つかれた…　夕

構音障害

鼻声、嗄声
（かすれ声）

外眼筋麻痺
眼瞼下垂
複視

カス　つかれた　カス

上下肢、肩、
腰の脱力感

嚥下障害が
起こることも

胸腺腫

重症では呼吸が障害される
→呼吸困難

人エ呼吸器
の使用も…

突然筋脱力が悪化することを
筋無力症クリーゼというよ！

10

脳神経障害

7 筋萎縮性側索硬化症 (ALS)

出る度 ☺☺☺☺

ALS は脳からの命令が障害されて伝達されず
筋肉が萎縮する疾患で、治療法はまだ発見されていません

脳から骨格筋へ伝わる命令は、2つの道を通ります。大脳皮質や脳幹から脊髄前角細胞までの道を**上位運動ニューロン**といい、脊髄前角細胞から先を**下位運動ニューロン**といいます。

上位運動ニューロンと下位運動ニューロンの両方が障害される疾患を、**筋萎縮性側索硬化症**といいます。通り道の一部である側索が硬くなり、刺激が伝わらないため筋肉が萎縮する疾患です。いろいろと研究が進んでいますが、まだはっきりした原因は不明のため、難病指定されています。

筋萎縮性側索硬化症の症状・看護

脳からの指令がうまく伝わらないため筋力が低下し、筋肉が痩せていきます。多くは指先が思うように動かない、話す、飲み込むといった機能が低下するという症状で始まります。進行すると**歩行障害が出たり、呼吸筋が障害されたりします**。一方、運動ニューロンのみの障害なので、**痛みや温度などの感覚障害や自律神経障害による排便・排尿障害は起こりません**。

治療法はありません。進行を遅らせる薬が何種類かありますが、劇的に効果があるわけではないので、進行する症状に対して必要な治療を行いながら、QOL（生活の質）を維持していきます。多くは在宅で呼吸器管理、胃瘻や点滴による栄養管理をしながら、リハビリテーションを行います。

また、構音障害や人工呼吸器の装着などから**コミュニケーションが困難になる**ため、文字盤や意思伝達装置など必要な方法を個々に選択します。家族や介護者への心理的サポートも必要になるでしょう。

🍀「筋萎縮性側索硬化症」が起きるしくみ

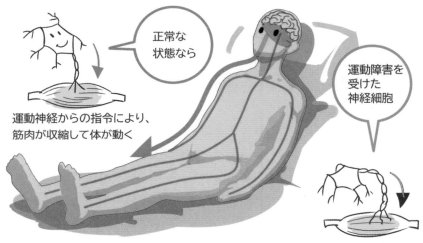

正常な状態なら

運動障害を受けた神経細胞

運動神経からの指令により、筋肉が収縮して体が動く

運動神経がダメージを受けているので指令が届かず、筋肉が収縮できなくて体が動かない

🍀「筋萎縮性側索硬化症」の症状

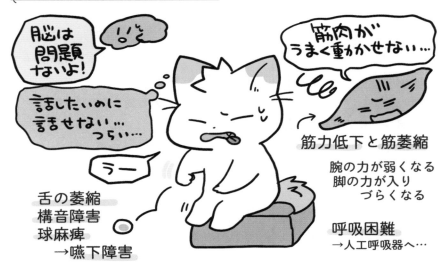

脳は問題ないよ!

話したいのに言わせない…つらい…

らー

筋肉がうまく動かせない…

筋力低下と筋萎縮
腕の力が弱くなる
脚の力が入りづらくなる

舌の萎縮
構音障害
球麻痺
→嚥下障害

呼吸困難
→人工呼吸器へ…

8 パーキンソン病

パーキンソン氏が発見した疾患で、運動の調節に必要な
神経伝達物質をつくる細胞が壊れることから起こります

中脳にある黒質（こくしつ）からは、神経伝達物質であるドパミンが分泌されています。ドパミンは、アドレナリンやノルアドレナリンの前駆体（素になるもの）で、運動の調節や感情のコントロールなど様々な役割があります。

パーキンソン病は、黒質にあるドパミンをつくる細胞が壊れ、はがれたところに異常蛋白がたまることで起こります。原因不明で黒質が壊されていく状態をパーキンソン病、薬や他の疾患などで起こる状態をパーキンソン症候群といいます。パーキンソン病は中年以降に起こりやすく、ゆっくりと進行していきます。

▌パーキンソン病の４大症状

- 手指の振戦……滑らかに筋肉を動かすことができなくなるため、安静にしているときに手指が震える。また、丸薬を丸める動作といわれる手指の動きがある。
- 筋固縮（筋強剛（きょうごう））……筋肉が常に硬くリラックスできない状態で、肘（ひじ）がスムーズに曲がらず歯車のように動く歯車現象が起きる。
- 無動（寡動（かどう））……筋肉がうまく動かないので自分から動くことが少なくなり、表情も硬くなる仮面様顔貌（かめんようがんぼう）が出る。
- 姿勢反射障害……体のバランスをとることが難しくなるため、歩き出すとなかなか止まれない突進歩行、なかなか１歩目が踏み出せないすくみ足などが見られる。

この他、抑うつなどの精神症状、便秘や嘔吐などの自律神経症状も見られます。症状の進行程度でホーン・ヤール分類が使われ、パーキンソン病ではホーン・ヤール３度以上は難病に指定されています。

✿「パーキンソン病」の症状

パーキンソン病は
つくられるドパミンの量が
減少しておこるよ

脳の一部の異常...

起立性低血圧

便秘
排尿障害

姿勢反射
障害
前かがみ

手足のふるえ
安静時に出る

無動、
動き出しが
遅い

筋強剛
こわばり

すり足、すくみ足

✿「ホーン・ヤール分類」とは？

1度（軽症）	ふるえや筋肉のこわばりが体の片側のみに現れる
2度	ふるえや筋肉のこわばりが体の両側に現れる
3度	姿勢やバランスが保てなくなり、活動がやや制限される
4度	日常生活の一部に介助が必要になる
5度（重症）	1人で起き上がったり歩いたりができなくなる

難病

10

脳神経障害

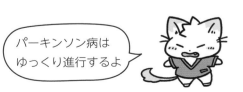

パーキンソン病は
ゆっくり進行するよ

　パーキンソン病は、脳内のドパミンが減少して起こる疾患のため、**ドパミンを補充する薬物療法が行われます**。レボドパ（L－ドーパ）というドパミンの素になる薬が使用されますが、**長期間内服する必要がある**ため、服薬の時間や量など、患者の理解度に合わせた援助が必要です。

　レボドパの服用に際しては、副作用の観察も重要です。レボドパは胃酸で分解され、小腸で吸収されます。胃に負担がかかると**消化器症状として吐き気や嘔吐、腹痛**などが起こります。また、ジスキネジアという**無意識に手足や口がもぐもぐ動く症状**や、**いるはずのない動物や人が見える幻視**が起こることもあります。

　レボドパは非常によく効く薬ですが、だんだん効果が弱くなることもあります。飲んだ後はしばらく症状が治まるけれど、次の内服前には症状が出てしまう状態をウェアリングオフ現象といいます。

　また、オン・オフ現象という症状の強いときと症状が治まっているときを繰り返し、内服する前はまったく歩けなかったのが、内服してしばらくは歩けて、2〜3時間するとまた動けなくなるといった状態も見られます。これを予防するにはレボドパの量の調整や回数を増やすことが必要です。また、**ビタミン B_6 はレボドパを分解する作用**があるため、ビタミン B_6 を多く含む食品（アボカド、豚肉など）を摂りすぎないようにします。通常の食事の量程度なら問題はありません。

　レボドパと併用して、レボドパの効果を高める作用のある代謝酵素阻害薬や抗コリン薬などを使用します。

　また、患者の症状に合わせて、**歩行訓練や日常生活動作の援助を行います**。**パーキンソン病の患者は転倒しやすい**ので、環境整備などを行いながら今の状態を維持できるようにします。

🍀「レボドパ（L-ドーパ）」による治療

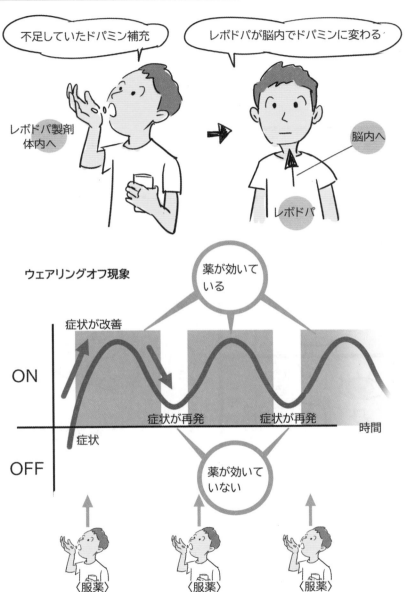

不足していたドパミン補充

レボドパが脳内でドパミンに変わる

レボドパ製剤
体内へ

脳内へ

レボドパ

ウェアリングオフ現象

薬が効いて
いる

症状が改善

ON

症状

症状が再発　　症状が再発　　時間

OFF

薬が効いて
いない

〈服薬〉　　〈服薬〉　　〈服薬〉

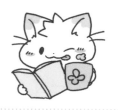

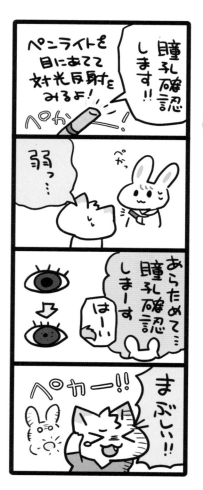

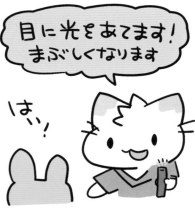

目に光をあてます！
まぶしくなります

は、！

瞳子がわからない
患者さんもいるので
説明して行おう！

第 11 章

感覚機能障害

目や耳は他の臓器と比べると勉強の優先度
は低くなりがちだけど、解剖生理を中心に
国家試験でも出やすい分野。
目のピント合わせや音の高低差など身近な
感覚でもあるので、想像しながら勉強を！

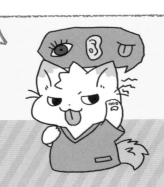

1 熱傷

熱傷はいわゆる「やけど」です。
深さと重症度による分類を覚えましょう

熱傷は火や高温の油などに直接触れる以外にも、洗剤などの化学物質、紫外線のような強い熱など様々な原因で起こります。また、熱くなくても、体温より少し高い 45℃前後のものに長時間さらされることによる低温熱傷もあります。この低温熱傷の原因は、湯たんぽやカイロが多く見られます。

深さによる分類

皮膚は表面から、表皮、真皮、皮下組織、そして筋、骨の順で層になっています。熱傷の重症度は、その深さで3つに分類されます。

Ⅰ度熱傷は表皮のみの損傷です。熱傷部分は発赤、熱感が見られます。ヒリヒリした痛みを感じることが多く、水疱はほとんど見られません。通常は、数日で治り、傷跡も残りません。

Ⅱ度熱傷は表皮とその下の真皮の損傷で、深さによって浅達性と深達性に分かれます。

浅達性は真皮の浅い部分までの損傷で、痛覚の受容体が多くあるため、とても痛いのが特徴です。色素沈着を残すことはありますが、1～2週間で治ります。真皮のより深い部分まで損傷する深達性は、傷跡が残り、治るまでに3～4週間かかります。どちらも表皮の下に血漿成分が染み出てできる水疱が見られますが、つぶさずに治るまで保護します。やけどした直後の状態でⅡ度のうちどちらなのかを判断することは難しいです。

Ⅲ度熱傷は真皮よりも深い場所の皮下組織や筋肉、骨が損傷している状態。感覚神経も損傷を受けているため痛みは感じず（知覚鈍麻）、皮膚の損傷が深いため壊死して炭化し黒や茶色に見えることもあります。自然に治ることはなく、面積によっては全身症状が悪化し死亡することもあるため、専門病院での治療が必要です。

🍀「熱傷」の深さの分類

熱傷深度	組織の場所	見た目	症状	治療期間
第Ⅰ度	表皮	紅斑	疼痛熱感	数日
浅達性第Ⅱ度	真皮 有棘層 基底層	水疱	強い疼痛 灼熱感	約10日
深達性第Ⅱ度	真皮 乳頭層	水疱	知覚鈍麻	3週間〜1ヶ月
第Ⅲ度	皮下組織	壊死	無痛性	自然治癒しない(残る)

神経

毛

筋

骨

やけどって痛いイメージがあるけれど深すぎると痛くない

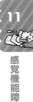

熱傷は、損傷した皮膚の面積で重症度が決まります。

手のひらを1%とし、成人は9の法則、小児は5の法則で算出します。

上肢は1本で9%ですが、上肢より太い下肢は1本で18%（大腿と下腿それぞれで9%）となります。体幹は面積が広いため体幹前面と背部に分け、さらに体幹前面は、前胸部（9%）＋腹部（9%）＝18%、背部も、背中（9%）＋腰部と臀部（9%）＝18%となります。残り1%は陰部です。

例題

成人男性で頭部、前胸部と左上肢のみの熱傷だと熱傷面積は何%でしょう？

【解答】成人男性なので9の法則を使用します。
　　　　頭部（9%）＋前胸部（9%）＋左上肢（9%）＝27%

算出された面積を使って、アルツの基準による重症度判定が行われます。

Ⅲ度熱傷であれば、10%以上で重症、気道熱傷や顔面や手足、陰部熱傷であれば重症と判定されます。この他にも、小児や高齢者はⅡ度であれば20%以上、Ⅲ度は5%以上を重症とされます。重症となると、専門の医療機関での管理が必要です。

現在では、アルツの基準以外にも熱傷指数や村松の基準が使われています。

熱傷の治療

熱傷は皮膚症状の他、血管壁の透過性が進み、血管外へ様々な成分がしみ出し、低蛋白血症や浮腫、脱水が見られます。また、多臓器障害や感染から敗血症性ショックで重症化することも多く、適切な管理が必要です。

治療の基本は流水で冷却することですが、広範囲に渡る熱傷だと、冷却による低体温に注意しなければなりません。また、**顔面や鼻毛の熱傷がある場合は、気道浮腫による閉塞の危険が高い**ため、すぐに気管切開などを行い、**気道を確保する必要があります。**重症熱傷では治るまでに長期間かかるため、感染予防や疼痛の緩和の他、ボディイメージの障害に伴う精神的苦痛に対しての看護も重要です。

✤ 「熱傷」の面積のチェック法

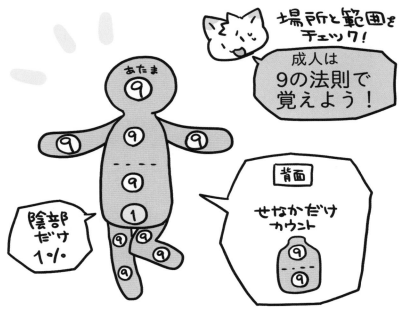

場所と範囲をチェック!

成人は9の法則で覚えよう!

あたま ⑨

⑨ ⑨ ⑨

⑨

①

⑨

⑨

⑨

陰部だけ1%

背面 せなかだけカウント

⑨

⑨

熱傷面積はやけどが体表の面積の何%を占めるかを表しているよ

✤ 「アルツの基準」による重症度判定

	第Ⅱ度（面積）	第Ⅲ度（面積）	合併症	輸液	治療
軽症	15％以下	2％以下		不要	外来治療
中等度	15〜30％	10％以下。ただし顔面・手・足・外陰部を除く		症状による	一般病院に入院
重症	30％以上	10％以上、または顔面・手・足・外陰部	呼吸器障害、骨折、大きな軟部損傷	必要	総合病院に入院

2 緑内障

様々な原因から眼圧が上昇するのが「緑内障」。
失明の恐れのある疾患です

　角膜と水晶体の間は房水で満たされており、眼圧を一定に保っています。眼圧は眼の硬さです。房水は水晶体の厚みを変える筋肉の毛様体でつくられており、水晶体の後ろから前へ流れ、シュレム管から流出し、静脈から吸収されて常に一定の量を保っています。これにより、眼圧は通常、10 〜 20mmHg 以下に保たれています。緑内障は、様々な原因から房水が流れず、**眼圧が上昇する疾患**です。

　網膜に映った情報は、視神経を通して大脳へ送られ、映像として感じますが、**眼圧が高いと視神経が障害**され、少しずつ神経線維の束が減って、視野が狭くなり、**やがて失明**します。

緑内障の2つのタイプ

　緑内障は原因によって、開放隅角緑内障と、閉塞隅角緑内障に分かれます。
　開放隅角緑内障は、房水の出口であるシュレム管のそばの線維柱帯という細胞が少しずつ目詰まりすることで**房水がうまく流れず、徐々に眼圧が上昇**します。また、眼圧が正常範囲にもかかわらず視神経が徐々に傷害される正常圧緑内障になることもあります。開放隅角緑内障は症状がゆっくり進行するため気づきにくく、かなり進行した状態でわかることもあります。
　閉塞隅角緑内障は、ストレスや加齢など様々な原因でシュレム管のそばの**隅角が閉じてしまうことで、房水が流れず眼圧が上昇**します。**急激な発症が多く、頭痛や眼痛、嘔吐など激しい症状**が起こります。
　治療はどちらも点眼で眼圧を下げる他、手術も行われます。とくに閉塞隅角緑内障では、隅角のそばにレーザーで穴をあけて、房水の通り道をつくる手術が選択されます。入院せず、日帰りで行うこともあります。

🍀「緑内障」が起きるしくみ

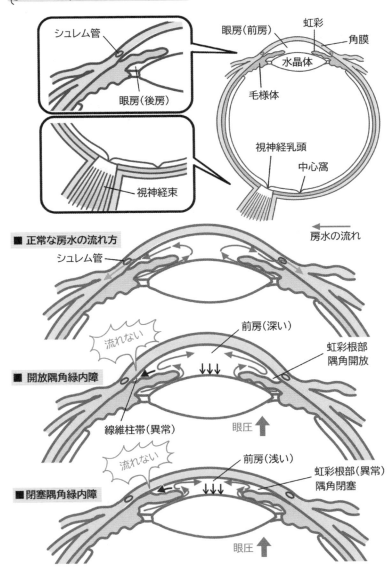

シュレム管

眼房（後房）

眼房（前房）　　虹彩
　　　　　　　　　角膜
　　　水晶体
毛様体

視神経乳頭
　　中心窩

視神経束

■ 正常な房水の流れ方

シュレム管

房水の流れ

■ 開放隅角緑内障

流れない

前房（深い）

虹彩根部
隅角開放

線維柱帯（異常）

眼圧

■ 閉塞隅角緑内障

流れない

前房（浅い）

虹彩根部（異常）
隅角閉塞

眼圧

11

感覚機能障害

3 白内障

「白内障」は水晶体が徐々に濁る疾患。
加齢の他、糖尿病やアトピーが原因になることもあります

　眼の水晶体は、レンズのように厚さを変えて近くの物や遠くの物にピント
を合わせています。この**水晶体が濁る疾患**が白内障(はくない)です。

　白内障はメガネのレンズが汚れるのと同じように、**視界がかすんだり（霧**
視(む)）、視力が落ちたり、**光をまぶしく感じる（羞明(しゅうめい)）**といった症状が現れます。
痛みは感じず、片眼だけ進行することもあり、気づかぬうちに進行して、健
診などで診断されることも少なくありません。

　水晶体が濁る原因は加齢が多く、他に糖尿病の合併症、外傷やアトピーな
どの水晶体への刺激も原因になります。

白内障の治療

　白内障は薬で治すことはできません。点眼薬などで予防したり、進行を防
いだりすることはできますが、根本的には**手術で新しいレンズを入れる**こと
で完治します。手術では水晶体の中の濁った部分を超音波で乳化し、吸引し
て取り除き、人工のレンズを挿入する超音波水晶体乳化吸引術が多く行われ
ています。病院によっては**日帰りで、局所麻酔で済む手術**です。

　術後は２時間程度の安静が必要ですが、車椅子や徒歩で帰宅することも
できます。食事等の制限はありません。また、術後は眼内の傷が完全にくっ
つくまでは眼をこすったり、洗顔や洗髪などで濡らしたりしないように注意
して、感染予防を心がけます。そのため、手術前に入浴や洗髪を済ませてお
くほうがいいでしょう。

　通常は翌日〜翌々日から視力が回復し、通常の生活を送れるようになりま
すが、傷が完全にくっつくまでの１週間くらいは、何種類か抗生物質の点
眼薬をしなければならず、いきむと眼圧が上昇するため排便コントロールな
どが看護のポイントとなります。

🍀「白内障」が起きるしくみ

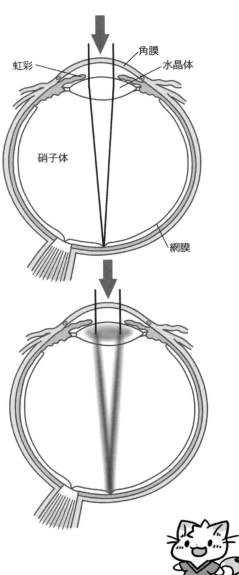

虹彩
角膜
水晶体
硝子体
網膜

■正常な眼

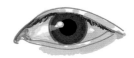

水晶体は透明で光をよく通す

■白内障の眼

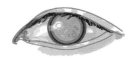

水晶体が濁ってきて光が
通りにくくなる

4 網膜剥離

映像を映す網膜がはがれて映像が映らなくなる疾患が「網膜剥離」。進行すると失明の恐れがあります

　私たちは眼球の中に入った映像を網膜に映し、そこにある視細胞から情報を大脳へ送っています。網膜は、映画のスクリーンのような役割ですが、**このスクリーンがはがれて、その部分だけ映像が映らなくなった状態**が網膜剥離です。

　網膜がはがれる原因は様々です。加齢によるものの他、糖尿病の合併症、アトピーや外傷などでも起こります。網膜がはがれると、その部分に映像が映らないため、目の前に黒い虫が飛んでいるように見える飛蚊症が現れます。また、光が当たっていないのにチカチカ点滅しているように見える光視症、視野障害や視力低下も起こり、**進行すると失明**します。

網膜剥離の検査と治療

　網膜がはがれているかどうかは、眼底鏡を使って瞳孔から光を入れ、眼底や網膜の状態を観察する**眼底検査で診断**します。よりよく観察するために散瞳薬を使用することもありますが、この場合は数時間見えにくい状態が続くため運転などは控える必要があります。

　はがれている網膜が一部分だけであれば、剥がれた部分にスポンジのようなものを置き、その周囲を冷凍したり光で糊付けしたりする強膜内陥術を行います。はがれた部分が大きい場合は、硝子体手術が行われます。これは硝子体にガスや空気を入れて（眼内タンポナーデ）、はがれた網膜を圧迫する物質を注入する手術です。術後はしっかり**網膜を圧迫するために、うつ伏せ（腹臥位）になって数時間〜数日間安静**にすることもあります。楽な姿勢をとれる工夫が必要です。

　網膜剥離は一度の手術で視力が回復することもありますが、あまり回復しない場合や、繰り返し手術が必要になる場合もあります。

♣「網膜剥離」が起きるしくみと手術

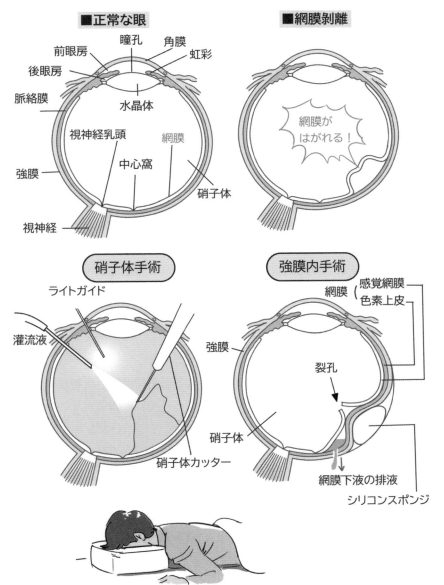

■正常な眼

前眼房・瞳孔・角膜・虹彩・後眼房・脈絡膜・水晶体・視神経乳頭・網膜・強膜・中心窩・硝子体・視神経

■網膜剥離

網膜が
はがれる！

硝子体手術

ライトガイド
灌流液
硝子体カッター

強膜内手術

感覚網膜
色素上皮
網膜
強膜
裂孔
硝子体
網膜下液の排液
シリコンスポンジ

手術後は網膜をしっかり圧迫するために腹臥位で数時間〜数日間安静にする

5 メニエール病

ひどいめまいを繰り返す「メニエール病」は、
ストレスが大きく関わっています

　私たちの耳は、鼓膜までの外耳道、鼓膜と耳小骨からなる中耳、その奥にある蝸牛や半規管がある内耳へと順に音が伝わっています。

　内耳は、音を伝えるためにリンパ液で満たされていますが、メニエール病はこの内耳がむくむことで、様々な症状を引き起こします。

　内耳がむくむことを内リンパ水腫といいます。原因は解明されていませんが、**ストレスが深く関係しているとされ、女性に多く見られます。**内リンパ水腫では感音性難聴や、耳鳴り、耳閉感が現れます。また、**内耳には頭の傾きや平衡感覚を保つ働きがある**ため、めまいが起こります。メニエール病では、周りがぐるぐる回っているように感じる回転性めまいや、眼球が水平に揺れる眼振が見られます。めまいは短くても数分は続き、吐き気や嘔吐、動悸などの症状を伴い、不定期に繰り返します。

メニエール病の検査と治療

　メニエール病は低音域から聞こえにくくなる低音型感音性難聴が見られるため、聴力検査が行われます。ヘッドホンをつけて音が聞こえたらボタンを押す検査で、純音聴力検査といいます。検査で得られる表をオージオグラムといい、メニエール病の場合は周波数の低い音は聞こえない結果が得られます。その他、めまいの検査や眼振の検査をすることもあります。

　内リンパ水腫を軽減するために、利尿薬（イソソルビド）や、ステロイドを使用して治療します。吐き気が強い場合は、制吐薬や抗不安薬を使用することもあります。薬物療法でコントロールができないと手術を行うこともあります。ストレスと深い関わりがあるため、ストレスを減らし、十分な睡眠をとるなど心身の安静を保ち、**塩分や水分を控えます。**

🍀「メニエール病」が起きるしくみと症状

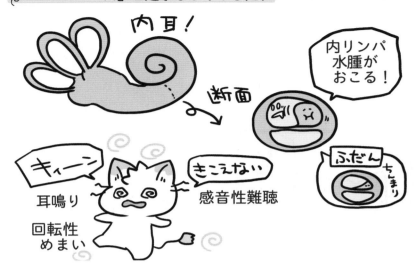

内耳！

断面

内リンパ
水腫が
おこる！

ふだん
ちぢまり

キィーン

耳鳴り

回転性
めまい

きこえない

感音性難聴

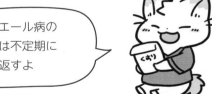

メニエール病の
症状は不定期に
繰り返すよ

秋山先生のワンポイント講座

メニエール病になっても仕事や運動は問題ありませんが、スキューバダイビングは水中でめまい発作が起こると事故につながるため、症状が落ち着くまでは控えたほうがいいでしょう！

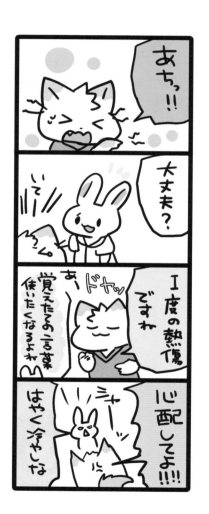

他にもいろいろ…

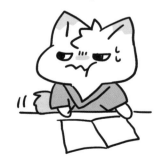

デクビ（褥瘡）
できちゃう
訳）すわりすぎた

第12章

運動機能障害

運動機能障害は日常生活援助を必要とする
ことがあるので、看護のチカラが大事！
運動機能に障害があることで、
入院中や退院にあたって
何が不十分なのか考えてみよう！

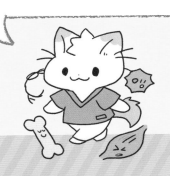

1 関節可動域

関節がどのくらい動くかというのが「関節可動域」です。
基本肢位と一番楽な良肢位を覚えましょう

　肘がどのくらい曲がるか、足首がどのくらい曲がるかなど、関節がどのくらい動かせるかを表すのが関節可動域（ROM）で、角度計という専用の器具を使って測定します。測定する関節に応じて、手指用、肩関節用など様々あり、**測定結果は「度」として表されます。**

　関節可動域は、性別や年齢、職業などで異なります。体操選手やバレリーナなどが股関節を 180 度開くことができるのがその例です。生活習慣などで長期間関節を動かさないでいると、**関節は徐々に拘縮**し、動かなくなります。寝たきりや廃用症候群など様々な合併症を予防するために、関節可動域を広げる訓練はとても大切です。

基本肢位と良肢位

　関節可動域を測るとき、基本にする体位が基本肢位です。**基本肢位はすべての関節が 0 度になるため、ゼロポジション**ともいいます。正面を向いて、手も足も伸ばして立ついわゆる「気をつけ！」の姿勢ですね。

　この姿勢から、何度関節が動くかを測定すると関節可動域がわかります。

　また、いわゆる「休め」の姿勢が良肢位（機能肢位）で、**関節にとって一番負担の少ない楽な角度**です。

　意識障害や麻痺があって自力で体を動かせない場合、体位変換で褥瘡を予防しますが、良肢位を保つことで関節の負担を最小限にし、そのまま関節が拘縮してしまっても日常生活に及ぼす影響を最小限にできます。

　また、術後に関節の安静が必要な場合も、枕やクッション、タオルなどを使って良肢位にし、体位を保持します。

🍀「基本肢位」と「良肢位」

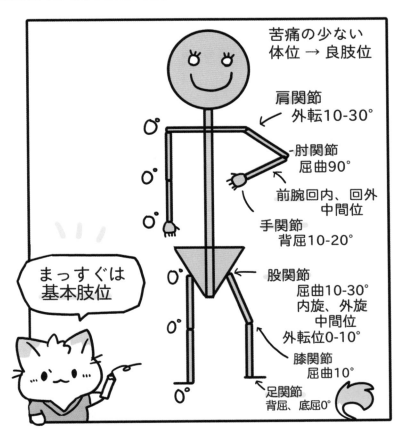

苦痛の少ない
体位 → 良肢位

肩関節
外転10-30°

肘関節
屈曲90°

前腕回内、回外
中間位

手関節
背屈10-20°

股関節
屈曲10-30°
内旋、外旋
中間位
外転位0-10°

膝関節
屈曲10°

足関節
背屈、底屈0°

まっすぐは
基本肢位

秋山先生のワンポイント講座

拘縮とは関節が動かなくなった状態や動かしにくくなった状態をいいます。ADL（日常生活動作、シリーズ3巻242ページ参照）にも影響を及ぼします。

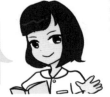

2 骨折

文字どおり骨が折れるのが「骨折」です。
ひと口に骨折といっても、いくつか種類があります

骨が折れることを骨折といいますが、骨折にはいろいろな分類があります。よく使われているのは、**皮膚損傷の有無による分類**です。

開放性骨折（複雑骨折）は、骨折と同時に皮膚が破れ、骨折部が見えている状態をいいます。この場合は**感染症のリスクが高い**ため、早く治療しなければなりません。非開放性骨折（単純骨折・皮下骨折）は、皮膚の損傷がなく感染症のリスクは低い状態です。

また、完全骨折と不全骨折という分類もあります。完全に折れてしまっている状態を完全骨折、ヒビが入っただけの状態を不全骨折といいます。

骨折治療の3原則

骨折治療には、**整復、固定、リハビリテーションという3原則**があります。**骨折で変形した部分を元の状態に戻すことを整復**といいます。手術で元の状態に戻すこともありますが、手術せず手で元の位置に戻す場合もあります。**整復後はギプスやシーネで固定**します。手術の場合は、金属プレートやネジを使って固定することもあります。骨折の部位や程度、年齢などにより異なりますが、折れた骨がきちんとくっつくまで数週間固定が必要です。最後に**リハビリテーションをして、関節可動域の縮小や筋力低下を防ぎます**。どの部分の骨折でも、これら3原則を基本に治療が進められます。

ギプス固定中は、ギプスによる神経や血管の圧迫がないか、末梢の皮膚の状態や動脈拍動、知覚麻痺に注意して観察します。また、ギプスが皮膚を圧迫して水疱や壊死を起こすこともあるため、皮膚の状態にも注意が必要です。

上肢の骨折、とくに**小児期に多く見られる**上腕骨顆上骨折では、ギプス固定の合併症として**フォルクマン拘縮**が起こりやすく、指が曲がったまま固定されたり、神経障害が残るなどその後の生活に大きく影響します。

☘「開放性骨折」と「非開放性骨折」

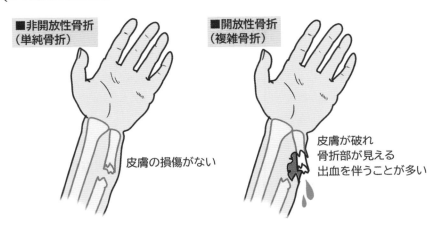

■非開放性骨折
（単純骨折）

■開放性骨折
（複雑骨折）

皮膚の損傷がない

皮膚が破れ
骨折部が見える
出血を伴うことが多い

☘「上腕骨顆上骨折」の位置

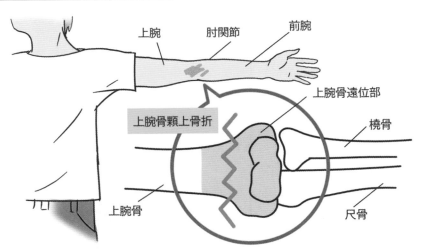

上腕　　肘関節　　前腕

上腕骨遠位部

上腕骨顆上骨折

橈骨

上腕骨

尺骨

秋山先生のワンポイント講座

国家試験では、どこの骨折でフォルクマン拘縮が起こるの
かという問題が多く出題されています。

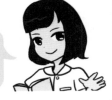

骨折治療の注意点

　私たちの骨は通常、皮膚や筋肉に包まれて、体の外の世界には直接触れないように守られています。骨の中には骨髄という血球をつくっている場所があり、ここはとても感染症に弱い場所です。開放性骨折（複雑骨折）は、折れた骨と外の世界が通じてしまうため、細菌などにさらされやすく、感染を防ぐための初期治療がとても重要になります。この時間を**黄金時間（ゴールデンタイム）といい、骨折してから6～8時間**をいいます。

　骨折したら、**なるべく早く生理食塩水などを使って傷を洗浄**します。滅菌された器械を使って傷の奥まで洗浄し、**壊死や損傷した組織を除去するデブリードマンという処置**も行われます。その後、骨を固定し、骨折治療の3原則に従って治療します。骨折部分に金属プレートやネジを入れることもありますが、感染のリスクが上がるため、創外固定器具を使って皮膚の外側から固定することもあります。

高齢者に多い骨折

　骨はどこでも折れる危険があります。とくに、高齢になり筋力が弱くなると、転倒などによって骨折しやすくなります。女性は更年期に卵巣の機能が落ち、骨を丈夫にするエストロゲンの分泌量が減少すると骨粗鬆症になりやすく、骨折しやすい状態になります。

　高齢者に多い骨折は、①大腿骨頸部骨折、②橈骨下端骨折、③上腕骨外科頸骨折、④椎骨圧迫骨折です。

　大腿骨頸部骨折は、牽引後、人工骨頭置換術を行う手術療法が行われます。術後は脱臼を予防するため骨折した**足を軽度外転・回旋中間位に保つ**こと、**腓骨神経麻痺の確認として、足の親指と人差し指の知覚障害に注意**する必要があります。**腓骨神経障害が起こると、下垂足**になります。

　日常生活では、和式トイレや座布団、正座など股関節に負担のかかる姿勢は避けるよう生活環境を見直していく必要があります。

🍀高齢者に多い「骨折」の場所

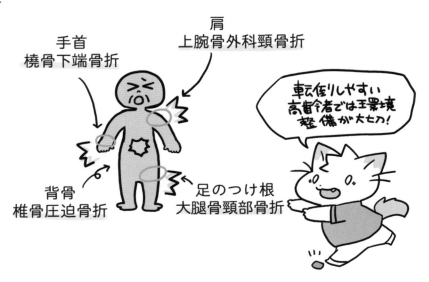

🍀「人工骨頭置換術」の看護

手術前	・健肢および上肢の運動 ・患肢の牽引 ・呼吸訓練 ・全身状態の観察（栄養状態・貧血・呼吸機能） ・浣腸（側臥位がとれなければ仰臥位で行う） ・皮膚の清潔保持
手術後	・患肢は軽度外転・回旋中間位に保つ ・患側下肢の母趾と第2趾の知覚異常の有無の観察 ・循環障害の観察（皮膚色・しびれ・動脈の触知など） ・術後合併症（沈下性肺炎・尿路感染症・塞栓症・褥瘡など）の予防 ・日常生活援助 ・リハビリテーション（患肢の他動運動） ・退院指導（脱臼予防・標準体重の維持）

３ 関節リウマチ

かつては不治の病とされた「関節リウマチ」も、
今はいい薬があり、コントロールできる疾患のひとつです

　骨と骨でつくられる関節は、袋のような関節包（かんせつほう）で覆われています。この袋は二重構造になっており、内側は滑膜という膜でできています。ここでは関節滑液（せつかつえき）がつくられていて、関節包の中を満たしています。滑液には蛋白質やヒアルロン酸などが含まれ、軟骨へ栄養を与え、関節が滑らかに動くよう働いています。この**滑膜が炎症を起こした状態**が**関節リウマチ**です。

　炎症を起こす原因ははっきりとはわかっていませんが、何らかの理由で自分の細胞を敵（抗原）とみなして、攻撃する抗体（自己抗体）をたくさんつくってしまう自己免疫疾患です。全身の皮膚や関節、骨などに炎症を起こす膠原病（こうげん）のひとつで、最も患者数が多く 30 ～ 50 代の女性に多く見られます。

関節リウマチの症状

　関節リウマチは、**症状が指先から左右対称に関節の痛みや腫れ、こわばり**が見られます。とくに**朝起床時に起こり、30 分～ 1 時間程度続**くため、朝の家事や外出の準備などに影響します。これを朝のこわばりといいます。この**初期症状は近位指節（PIP）**から始まり、徐々に手首や肘（ひじ）、膝（ひざ）など大きな関節へ移動していきます。炎症が進むと、関節の骨や軟骨が破壊され、関節が拘縮して動かなくなります。また関節以外にも、肺に炎症が及ぶと間質性（かんしつせい）肺炎や胸膜炎（きょうまく）、目に炎症が及ぶとブドウ膜炎や結膜炎（けつまく）、全身に炎症が及ぶと発熱や食欲低下が起き、疲れやすくなります。このように、**関節以外の血管に炎症が及ぶ**ことを**悪性関節リウマチ**といいます。

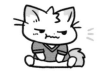

🍀 関節の構造と「近位指節」の位置

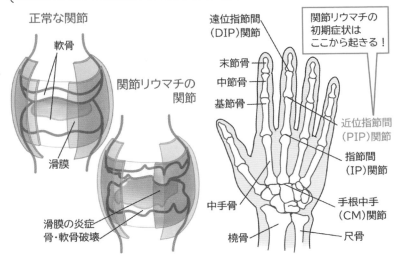

正常な関節

軟骨

関節リウマチの
関節

滑膜

滑膜の炎症
骨・軟骨破壊

遠位指節間
(DIP)関節

末節骨
中節骨
基節骨

中手骨

橈骨

近位指節間
(PIP)関節

指節間
(IP)関節

手根中手
(CM)関節

尺骨

関節リウマチの
初期症状は
ここから起きる!

🍀「関節リウマチ」の症状

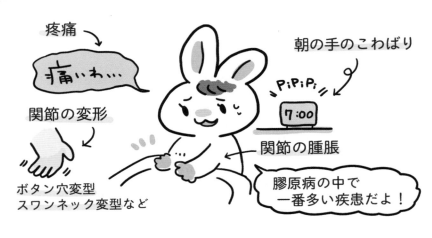

疼痛

痛いわ…

関節の変形

ボタン穴変型
スワンネック変型など

朝の手のこわばり

PiPiPi

7:00

関節の腫脹

膠原病の中で
一番多い疾患だよ!

関節リウマチの検査と治療・看護

　関節リウマチは、症状から疑われると関節の状態を知るためにレントゲンを撮ったり、血液中にリウマトイド因子（リウマチ因子）という自己抗体があるかを検査して診断されます。このリウマトイド因子は、関節リウマチでは陽性になる可能性が高いのですが、他の疾患でも陽性になることがあるため、確定診断には使用されません。

　治療は抗リウマチ薬が使われますが、最も使われるのはメトトレキサートです。免疫抑制作用のあるメトトレキサートは、抗癌剤として様々な癌や白血病で使用されていますが、投与量を少なく、また内服にすることで自己抗体ができるのを抑え、リウマチの進行を防ぐ効果があります。メトトレキサートが抗リウマチ薬として使われ始めてから、関節リウマチはコントロールできる疾患になりましたが、**メトトレキサートの副作用として感染症などに注意が必要**です。

　その他、NSAIDs（非ステロイド性消炎鎮痛薬）で関節の炎症を抑えます。症状によっては、炎症を進行させる蛋白質やサイトカインを抑える生物学的製剤、また、ステロイドを関節に直接注射する治療が行われます。

関節リウマチと日常生活

　関節リウマチは完治しないため、進行を防ぎ、よい状態を維持していく生活習慣が必要になります。

　関節が急激に腫れて痛みが強い**急性の炎症時は冷罨法で冷やしますが、日常では温罨法で保温**します。また、**関節の拘縮を防ぐためにリウマチ体操も効果的**なので、理学療法士と相談して日常生活に取り入れます。

　関節リウマチは小さい関節から進行するため、手先や指先を使う動作を減らすよう、カバンは手に持たず肩から下げるなど大きな関節を使うよう指導します。細かな動作をするときは、関節に負担がかからないよう、爪切りやブラシなど、補助具を生活に合わせて使用します。

　また、長い経過をたどるため、服薬の管理や精神的ケアも必要です。

✿「関節リウマチ」の薬

薬	効 果
非ステロイド性消炎鎮痛薬 （NSAIDs）	腫れや痛みをやわらげ、熱を下げる
副腎皮質ホルモン （ステロイド薬）	炎症や免疫を抑える（使用は一時的に限る）
抗リウマチ薬（DMARDs） メトトレキサート	異常な免疫機能に作用したり、免疫を抑えることで、病気の 活動性を抑える
生物学的製剤	関節リウマチの原因となる炎症性サイトカインなどの働きを 直接抑える

✿「関節リウマチ」の補助具

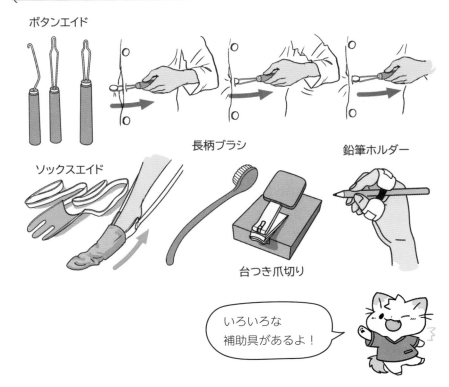

ボタンエイド

長柄ブラシ

鉛筆ホルダー

ソックスエイド

台つき爪切り

いろいろな
補助具があるよ！

4 椎間板ヘルニア

「ヘルニア」は「飛び出す」という意味。椎骨と椎骨の間にある椎間板が飛び出して神経を圧迫する疾患です

　脳につながる脊髄は、脊椎つまり背骨に守られています。この脊椎は椎骨という骨が連結してできています。椎骨と椎骨の間は椎間板といい、髄核という軟骨がクッションの役割をしています。この**クッションが飛び出して近くにある神経を圧迫し、様々な症状を起こす**のが椎間板ヘルニアです。

　椎間板ヘルニアは**とくに腰椎で起こりやすく、腰痛の原因では最も多い**といわれています。原因は様々で、座りっぱなしの職業や前屈みの動作によるもの、スポーツ、体重や加齢、遺伝や喫煙習慣も関係するといわれています。力仕事の人や男性に多く、20〜40代に多く見られます。

　5つある腰椎のうち、**4番目と5番目の間の椎間板ヘルニアが最も多く**、次に5番目の腰椎と1番目の仙椎との間が多くなります。

椎間板ヘルニアの症状

　圧迫される神経によって症状は異なりますが、最も多いのは坐骨神経の圧迫によって起こります。坐骨神経は腰から足に向けて走る末梢神経で、脳からの命令を伝える運動神経、感覚を脳に伝える感覚神経、内臓や血管をコントロールする自律神経が入っています。ここが圧迫されると**足がしびれたり、痛みを感じたり、思うように動かせなくなったり、また排便や排尿障害が起こる**こともあります。逃避性跛行という痛みのある足にあまり体重をかけない歩き方も起きます。

　どの椎間板が圧迫されているのかは、MRIで診断します。基本的には手術ではなく、コルセットなどの器具や、鎮痛薬や湿布、軟膏など薬物療法、電気治療、腰痛体操などのリハビリといった保存療法を行います。牽引療法を行うこともあります。体重のコントロールや姿勢、生活習慣を見直し、腰に負担をかけない生活を送ることが大切です。

🍀「椎間板ヘルニア」の状態とは？

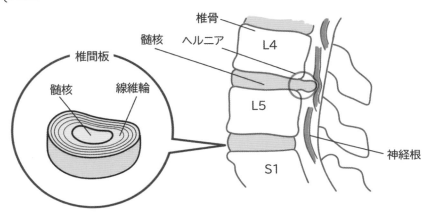

椎間板

髄核　　線維輪

椎骨

髄核　ヘルニア

L4

L5

S1

神経根

🍀「椎間板ヘルニア」の特徴と症状

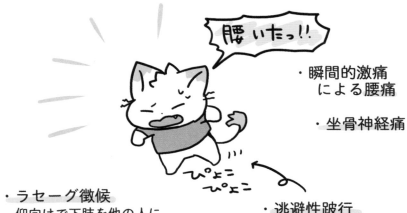

腰 いたっ!!

・瞬間的激痛
　による腰痛

・坐骨神経痛

ぴょニ
ぴょニ

・ラセーグ徴候
　仰向けで下肢を他の人に
　持ち上げられると下肢痛が
　起こる。挙上制限

・逃避性跛行
　痛みをやわらげたい
　ために痛いほうの足を
　地面につく時間が短い

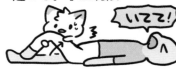

いてて!

5 脊髄損傷

中枢神経である脊髄が損傷するのが「脊髄損傷」。近年は再生医療で神経を再生できる可能性も期待されています

　脊髄は、後頭部の延髄の下に続く神経の束です。脳からの指令を末梢に届け、末梢で感じた刺激を脳に伝えるたくさんの神経が通っています。脳と脊髄を合わせて中枢神経と呼びます。脳を守る骨は頭蓋骨、脊髄を守る骨は脊椎（椎骨）です。

　その脊椎が折れて、**脊髄に損傷を受けた状態**が脊髄損傷です。交通事故や高い場所からの転落で起こることが最も多く、他に、腫瘍や炎症により脊髄が圧迫されて起こることもあります。

　脊髄は脳と同じく、損傷すると二度と元には戻らないため、予後に大きく影響します。損傷した場所で神経が2つに分かれるため、脳からの命令が届かなくなり、末梢からの感覚刺激情報が脳に伝わらなくなります。自律神経も損傷して、汗をかくことや血管の収縮、排尿や排便機能が失われます。

脊髄損傷の症状

　損傷した部位によって症状は大きく異なります。脊椎は、首にある頸椎、胸にある胸椎、腰にある腰椎、仙椎、尾椎と続きます。ここから全身に神経が伸びています。7つある頸椎の上から3番目（C3）には、呼吸筋のひとつである横隔膜を司る横隔神経が通っているため、ここが障害されると腹式呼吸も胸式呼吸もできなくなり、人工呼吸が必要です。また、頸椎には上腕二頭筋を支配する神経が通っているため、ここが障害されると肘を曲げられなくなります。7番目には上腕三頭筋を支配する神経が通っているため、損傷すると肘を伸ばすことができなくなります。胸椎にはもうひとつの呼吸筋である肋間筋を支配する肋間神経が通っているため、ここを障害されると胸式呼吸ができなくなります。また、足を動かす神経も通っているため、ここが障害されると足に麻痺が残り、車椅子での生活になります。

🍀「脊髄損傷」の機能的予後

残存高位	運動	日常生活動作	装具等
第5頸髄節残存	・頭の固定と回旋 ・肩甲骨挙上、回旋、内転・肩関節の動き ・肘関節の部分的屈曲	・自助具による食事 ・他は全介助	・車椅子は肘受け・足台・背もたれを取り外し式にし、介助を容易にする ・BFO、Help Arm等の可動式前腕支持器具を使用
第6頸髄節残存	・肩関節内外転、回旋、屈伸 ・肘の屈曲 ・手関節背屈	・ベッド上寝返り、起座 ・車椅子への移乗 ・車椅子駆動 ・トイレ動作の一部自立 ・更衣一部自立 ・電動タイプ、電話	・ベッド柵とひも ・車椅子は肘受け・足台・背もたれを取り外し式にし、ハンドリムにゴムまたはノブをつける ・ギャッジベッド（起き上がり式ベッド） ・多種類の自助具
第8頸髄節残存	・肘の伸展 ・肩甲骨下制 ・手指の屈曲、伸展	・上肢による身体挙上（プッシュアップ） ・車椅子を使用する日常生活の完全自立または部分介助	・車椅子の工夫 ・体幹、骨盤帯付きの長下肢装具による引きずり歩行（要介助）
第1胸髄節残存	上肢、手指のすべての運動	・大部分の日常生活の自立 ・自動車への移乗と運転	・車椅子の工夫 ・手動コントロールによる自動車
第6胸髄節残存	・上部体幹の支持性 ・呼吸機能（胸郭運動）	・日常生活の完全自立 ・松葉づえ歩行 ・階段昇降の著しい阻害	骨盤帯付き長下肢装具での大振り歩行
第12胸髄節残存	骨盤帯挙上	・松葉づえ歩行 ・階段昇降 ・公共交通機関の利用	・長下肢装具 ・車椅子併用
第4腰髄節残存	膝の伸展	松葉づえ歩行	・短下肢装具 ・車椅子併用

脊髄損傷の合併症と看護

　損傷を受けた直後は神経原性ショックとなり、すべての反射が消失します。**副交感神経が優位になり、血圧が下がって徐脈になる**ため、バイタルサインには注意が必要です。

　急性期を過ぎると、残された機能を最大限に使い、ADL（日常生活動作）を維持・拡大するためのリハビリテーションが行われます。理学療法士や作業療法士と連携しながら進めていきます。

　また、四肢の麻痺以外に起こる合併症にも注意が必要です。

　脊髄損傷によって仙髄が損傷されると、**排尿の一次中枢が障害される**ため尿意が伝わらなくなり、膀胱に尿がたまると反射的に排尿されてしまう反射性尿失禁の状態になる自動性膀胱や、尿がたまっても収縮が起こらない自律性膀胱になります。また、**排便障害も起こります**。残された機能に応じて、排尿・排便のケアをします。導尿や膀胱留置カテーテルが必要になることが多く、尿路感染の予防も重要です。

　自分で体を動かせなくなるだけでなく、感覚神経が損傷されるため、痛みやしびれを感じず、局所の圧迫が長時間になることが多くなることで、**褥瘡もできやすくなります**。予防や改善のために、体位変換やプッシュアップ動作などを取り入れていきます。プッシュアップ動作は、座った状態で上肢を使って腰や臀部を持ち上げるものです。圧迫を解除し、褥瘡の予防につながります。

看護における注意点

　患者は、身体機能の喪失やボディイメージの障害から、絶望感を抱くことも少なくありません。家族への援助や社会資源の活用など、看護の役割も大きくなります。48ページの「コーンの障害受容過程」や、50ページの「ICFによる生活機能モデル」も参考になるでしょう。

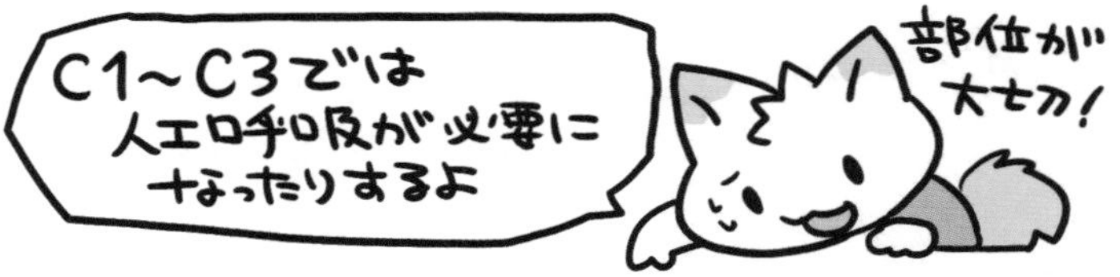

C1～C3では
人工呼吸が必要に
なったりするよ

部位が
大切!

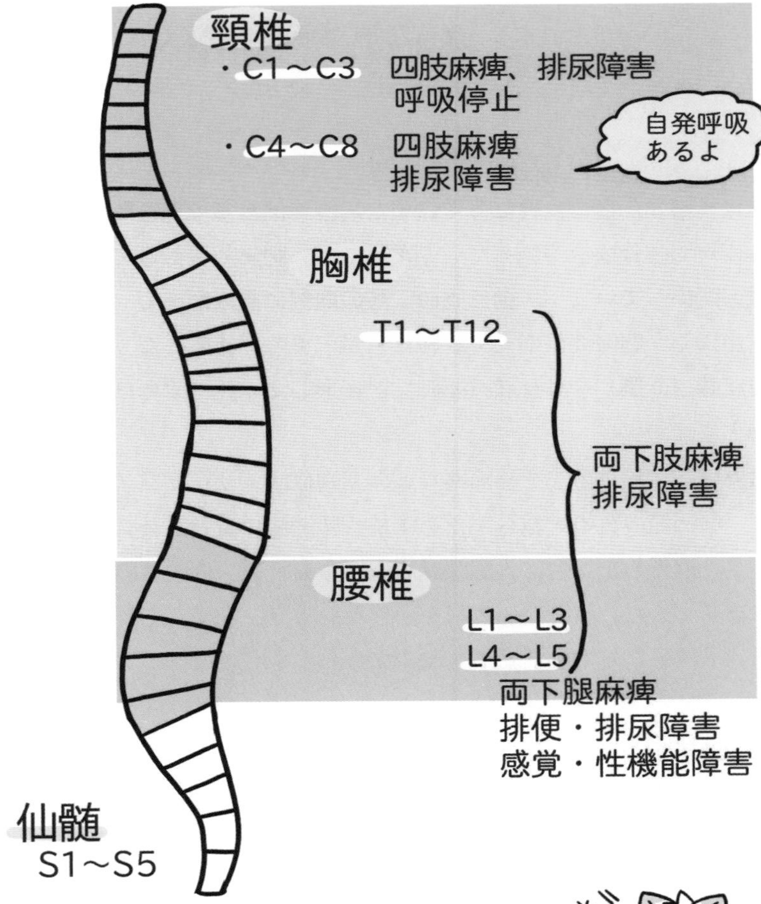

頸椎
- C1～C3　四肢麻痺、排尿障害
　　　　　呼吸停止
- C4～C8　四肢麻痺
　　　　　排尿障害

自発呼吸
あるよ

胸椎

T1～T12

両下肢麻痺
排尿障害

腰椎

L1～L3
L4～L5

両下腿麻痺
排便・排尿障害
感覚・性機能障害

仙髄
S1～S5

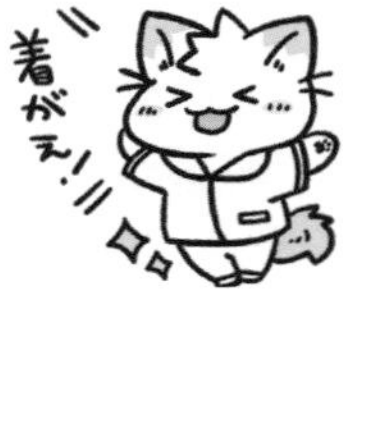

着がえ!!

12

運動機能障害

6 変形性関節症

軟骨がすり減ることで骨同士がぶつかり合って炎症が起きる疾患で、女性や高齢者に多く見られます

　骨と骨の間の軟骨ががすり減ることで骨同士がぶつかり合い、痛みや炎症が起こって関節が変形する状態を**変形性関節症**といいます。膝関節や股関節に多く発症します。

変形性膝関節症

　変形性膝関節症は女性に多く、また高齢者ほど多く見られます。これは加齢に伴って軟骨成分が減っていくためです。肥満や骨折などの既往症や生活習慣も関係しています。**動き始めに膝の内側に痛みが出て**、次第に腫れます。炎症が続くと関節液が増えて「膝に水がたまる」状態になります。進行すると内反膝（O脚）や外反膝（X脚）に変形します。日本では内反膝が多く見られます。

　治療は、症状に応じて鎮痛薬などの薬物療法、リハビリテーションを行います。膝関節の負担を減らすため、杖や膝関節に着ける装具を使うこともあります。**進行した場合は人工膝関節置換術を行い、術後は膝関節の良肢位を保ちます**。また、膝関節に負担をかけないよう、肥満があれば解消し、正座や和式トイレなどの生活習慣を改善することも必要です。

変形性股関節症

　変形性股関節症は、**先天性股関節脱臼や大腿骨頭が壊死する原因不明のペルテス病が原因で起こることが多い**疾患です。先天性股関節脱臼は女児に多い疾患のため、**変形性股関節症も女性に多く見られます**。

　初期には股関節の痛みや動かしにくさがあり、**進行すると片足が短くなって、歩行障害が起きます**。進行している場合は、人工股関節置換術が行われます。

❀「変形性関節症」になると……

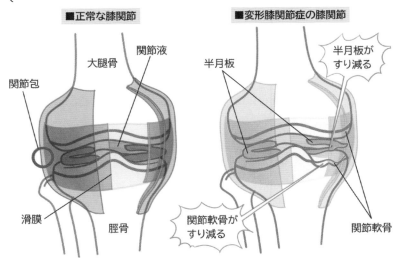

■正常な膝関節

大腿骨
関節液
関節包
滑膜
脛骨

■変形膝関節症の膝関節

半月板
半月板が
すり減る
関節軟骨が
すり減る
関節軟骨

❀「変形性膝関節症」が進行すると膝はこう変形する！

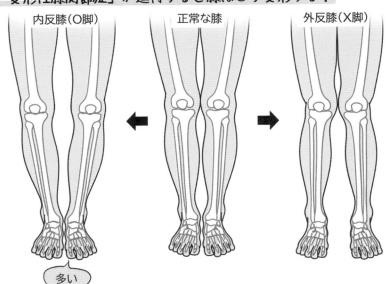

内反膝（O脚）
正常な膝
外反膝（X脚）

多い

7 筋ジストロフィー

「筋ジストロフィー」は筋肉が痩せていく難病です。
デュシェンヌ型は出題も多いのでしっかり押さえましょう

ジストロフィー（dystrophy）は「栄養障害、栄養失調」という意味で、筋ジストロフィーは筋肉が栄養失調になり、どんどん痩せていく疾患です。

いろいろな型があり、それぞれ症状や原因が異なります。中でもデュシェンヌ型は最も多く見られます。

デュシェンヌ型筋ジストロフィー

デュシェンヌ型筋ジストロフィーは遺伝性の疾患です。性染色体のX染色体に筋ジストロフィーの遺伝情報が入っていると遺伝します。これを伴性潜性遺伝（伴性劣性遺伝）といいます。X染色体を2本持っている女性は、片方に筋ジストロフィーの情報があっても、もう一方のX染色体があるので症状が出ません。しかし、男性はX染色体が1本しかないため、筋ジストロフィーの遺伝情報が入っているX染色体を持っていると発症します。そのため**患者のほとんどが男性**です。

赤ちゃんは徐々に首が座り、寝返り、お座り、つかまり立ちを経て、1歳半頃によちよち歩きを始めます。デュシェンヌ型筋ジストロフィーは、この歩行開始が遅いことで発覚します。また、やっと歩けるようになっても、**上半身を横に振って歩く**あひる歩行や、**立ち上がるときに手をついてよじ登るようにして立ち上がる**登攀性起立が見られます。また、**萎縮して小さくなったふくらはぎの筋肉の代わりに脂肪がつき始める**腓腹筋の仮性肥大なども見られます。

現在、治療方法はありません。徐々に進行して車椅子生活や寝たきりの生活になり、呼吸筋障害や不整脈、心不全を合併して死に至ります。患者のケアだけではなく、家族への援助も必要になります。

デュシェンヌ型筋ジストロフィーについてはシリーズ3巻でも解説します。

🍀「登攀性起立」と「仮性肥大」

■仮性肥大

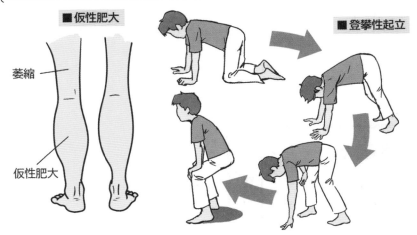

萎縮

仮性肥大

■登攀性起立

🍀「あひる歩行」とは？

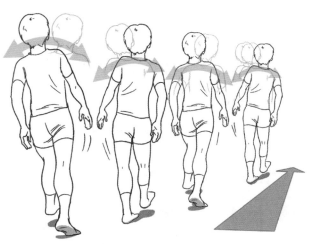

あひる歩行は上半身を横に振ってあひるのように歩く

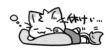

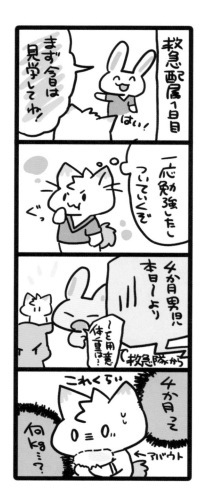

小児科で
働くわけじゃ
ないから…と
思っても
後から必要に
なることもある♪

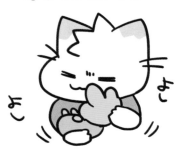

第13章

性・生殖、乳腺機能障害

この章はシリーズ 1 巻の「生殖器」や
3 巻の「母性看護」とリンクしているよ。
羞恥心を感じる患者さんも多いので、
疾患による症状や影響を勉強して、
配慮しながら適切な看護を行おう！

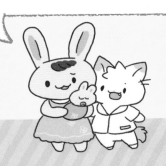

1 前立腺肥大症と前立腺癌

前立腺は男性にしかない臓器。尿道を取り囲んでいるので、肥大すると尿が出にくくなります

膀胱から続く尿道の周りをぐるりと取り囲むのが前立腺です。男性にしかない臓器で、男性ホルモンの影響を強く受けます。男性ホルモンのうち、テストステロンは精巣から分泌されて精子の形成を促進させますが、前立腺にも作用し、前立腺液の分泌を促進して、精子の運動性を高めています。

前立腺肥大症

前立腺には内腺と外腺があり、前立腺肥大症は**内腺が肥大して様々な症状を起こす疾患**です。男性ホルモンの分泌が減少してくる40代から徐々に肥大が始まり、加齢とともに進行します。その他、肥満やメタボリックシンドロームなども関係しているといわれています。

前立腺は尿道周囲を覆っているので、**肥大すると尿道が圧迫され、尿が出にくくなります**。初期には、下腹部の違和感や圧迫感、頻尿、尿が出始めるまでに時間がかかる遷延性排尿などが見られます。進行すると、出し切れない尿が膀胱にたまる残尿となり、膀胱の容量を超えると尿があふれ出てくる溢流性尿失禁となります。尿をつくる機能は障害されていないのに、排泄できないことを尿閉といい、水腎症や腎後性腎不全で生命に関わることもあります。**前立腺肥大症は癌化することはありません**。

前立腺癌

前立腺癌は**外腺にできる悪性腫瘍**で、前立腺肥大症とはできる場所が異なります。前立腺癌も年齢と共に発症するリスクが上がりますが、喫煙や肥満も関係します。前立腺癌は進行が遅いため、早期に発見できれば予後はいい癌です。排尿困難など症状は前立腺肥大と似ていますが、**進行すると血尿が見られ、椎骨や骨盤などの骨に転移**します。

❧「前立腺肥大症」と「前立腺癌」の違い

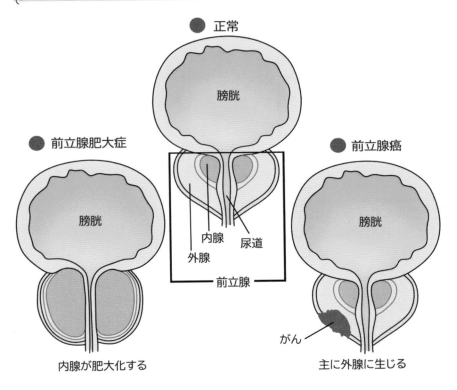

● 正常

膀胱

● 前立腺肥大症

膀胱

内腺

外腺

尿道

前立腺

● 前立腺癌

膀胱

がん

内腺が肥大化する

主に外腺に生じる

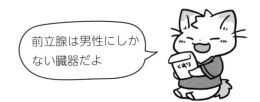

前立腺は男性にしか
ない臓器だよ

前立腺肥大症と前立腺癌の検査

　前立腺は一部が直腸に接しているため、直腸診で触れることができます。

　前立腺肥大症では、肥大した前立腺が軟らかく触れます。前立腺癌では硬くゴツゴツした前立腺が触れるので、違いがとても大切です。また、超音波検査で前立腺の状態を確認することもできます。

　前立腺癌では**特異的な腫瘍マーカーであるPSAの値が上がる**ため、鑑別診断に使われます。PSAは前立腺特異抗原といい、前立腺にだけある蛋白質で、前立腺癌がなくても血液中には存在します。前立腺炎や前立腺肥大症でも上がることがあるため、確定診断には他の検査も行います。

前立腺肥大症と前立腺癌の治療

　前立腺肥大症では、経尿道的前立腺切除術（TUR-P）が行われます。麻酔をし、尿道から内視鏡と電気メスを挿入して、内視鏡で確認しながら前立腺を削り取る手術で、血管も一緒に削れるため出血します。出血すると内視鏡の視界が悪くなるため、灌流液を流しながら行いますが、この灌流液が削られた血管から吸収されることで血液中の水が増え、**低ナトリウム血症(ナトリウム基準値135〜145mEa／L)となります**。これはTUR症候群（水中毒）といわれ、頭痛や吐き気、不整脈などを起こします。術中〜術後の合併症として注意が必要です。術後は止血のために太めの尿道留置カテーテルを留置します。麻酔が切れた後は、**痛みや違和感を感じることがあり、膀胱刺激症状**といわれます。症状が強い場合は鎮痛薬を使うこともあります。退院後は、尿路感染を予防するために水分摂取を促します。

　退院後は、下腹部に力を入れる動作は削った場所からの再出血につながるため、重いものを持ったり、自転車や長時間のドライブなどは控える必要があります。日常では血尿に注意し、量によっては受診しなければならないことを説明しておきましょう。

　前立腺癌でもTUR-Pが行われることがありますが、他には前立腺全摘術が行われます。開腹や腹腔鏡下、ロボット手術などがあります。手術以外ではホルモン療法なども行われます。

♣「経尿道的前立腺切除術（TUR-P）」とは？

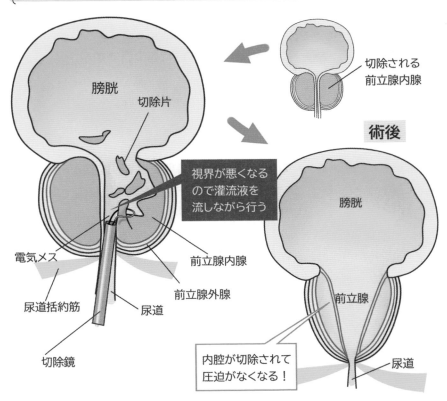

膀胱

切除片

切除される
前立腺内腺

術後

視界が悪くなる
ので灌流液を
流しながら行う

電気メス

前立腺内腺

前立腺外腺

尿道括約筋

尿道

膀胱

前立腺

切除鏡

内腔が切除されて
圧迫がなくなる！

尿道

秋山先生のワンポイント講座

TUR-P は硬膜外麻酔や脊椎麻酔で行われます。下半身の
痛みや感覚がなくなり動かせなくなりますが、全身麻酔と
違って手術中は患者の意識は保たれています。

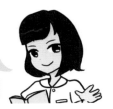

2 子宮頸癌と子宮体癌

子宮癌はできる場所によって、「子宮頸癌」と
「子宮体癌」に分かれます。女性特有の癌です

子宮は赤ちゃんを育てる臓器で、子宮にできる悪性腫瘍が子宮癌です。

子宮頸癌

子宮頸癌は、子宮の入り口である**子宮頸部に発生する悪性腫瘍**です。子宮頸部は扁平上皮細胞でできているので、**ほとんどが扁平上皮癌**です。子宮の入り口にできるため早期発見しやすく、癌検診では組織の一部を採取して顕微鏡で確認する細胞診が行われます。20〜40歳の比較的若い年齢層に起こり、近年増加傾向にあります。

子宮頸癌は、**ヒトパピローマウイルス（HPV）の性行為による感染が関係している**ため、HPVワクチンの**予防接種で防ぐことができます**。HPVはたくさんの種類がありますが、そのうちの一部が癌に関係しています。

子宮体癌

子宮体癌は、**子宮の奥の袋状の部分に発生する悪性腫瘍**です。子宮体部の粘膜は円柱上皮細胞でできているため**腺癌**です。

子宮体部の粘膜は、月経周期によって増殖して剥がれて月経となり、また新たな細胞が増殖して……と繰り返すため、月経がある年齢の人は癌はできにくく、子宮体癌は閉経後の50歳以上に多く見られる癌です。子宮頸癌とは異なり、ウイルス感染は関係ありませんが、エストロゲンと関係があり、未婚や不妊、妊娠や出産の回数が少ないことや、初産の年齢が高いことなどが関係しています。近年は出産年齢の高齢化や晩婚化、未婚化が進んでおり、子宮体癌も増加傾向にあります。

子宮の奥にできる悪性腫瘍のため、**子宮頸癌と違い早期発見は難しく**、進行した状態で発見されることもあります。

☘「子宮頸癌」と「子宮体癌」の特徴

子宮頸癌	子宮体癌

子宮頸部 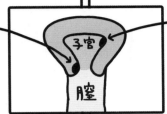 子宮体部

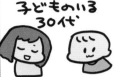 子どものいる 30代

 肥満体型 50代

症状はほとんどない

・発がん性のHPV感染で
　起こりやすい

・一番多いのは扁平上皮癌
　2番目は腺癌

不正性器出血

・肥満、高血圧、糖尿病
・未経産婦
・エストロゲン製剤を
　長期服用
　　　で起こりやすい

・腺癌が一番多い！

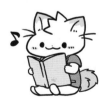

秋山先生のワンポイント講座

子宮体癌は肥満や高血圧などの生活習慣も関係することが
わかっています。

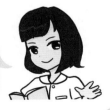

子宮癌の症状と治療

　子宮頸癌も子宮体癌も症状は似ています。月経とは関係のない**不正出血や帯下の増加**、性交時痛、進行すると下腹部痛や排尿時痛なども見られます。

　どちらも CT や MRI、超音波などの画像検査や、組織を一部採取して顕微鏡で詳しく調べる細胞診が行われます。

　治療は、癌の進行に応じて手術療法、化学療法、放射線治療を行います。

　手術療法には大きく分けて3種類あり、切除する範囲によって術後の経過が異なります。

単純子宮全摘術

　単純子宮全摘術は、子宮と癌の浸潤度によっては、両側の付属器（卵巣、卵管）を切除します。開腹して行うこともありますが、腹腔鏡や、腟から切除する方法などもあります。子宮を切除するため月経が止まり、妊娠・出産は不可能になりますが、卵巣や卵管を切除（両付属器切除術）を行っていない場合は、女性ホルモンが分泌されなくなることで起こる卵巣欠落症状は見られません。

広汎子宮全摘術

　広汎子宮全摘術は、子宮も含めて卵巣や卵管、リンパ節を含めて広い範囲を切除します。妊娠・出産が不可能になるだけではなく卵巣機能も失うため、**卵巣欠落症状として更年期障害のような症状**が出ます。また、切除範囲も大きいため、**排尿障害などの合併症にも注意が必要**です。

円錐切除術

　円錐切除術は、**ごく早期の子宮頸癌や診断のために行われる、子宮頸部を円錐型に切除する手術**です。手術時間は30分程度と短く、入院期間も2〜3日と短いため、体への影響だけでなく日常生活への影響も少なく済みます。子宮も卵管や卵巣も切除しないため、将来の妊娠・出産の可能性を残すことができます。術後は切除した傷が治るまでの1〜2ヶ月は出血が起こりやすいため、激しい運動や性交渉は控える必要があります。

♣「子宮癌」の手術療法

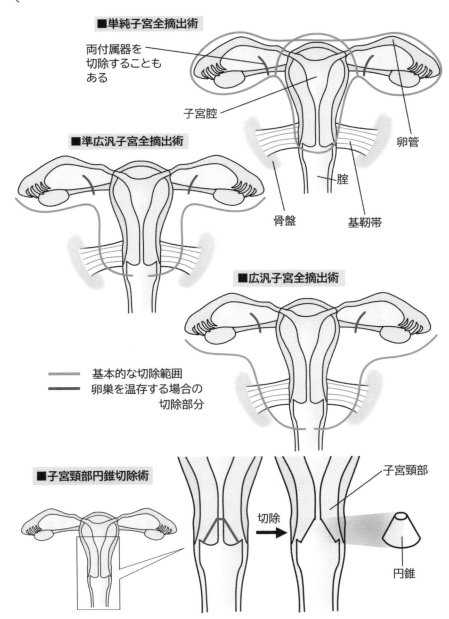

■単純子宮全摘出術

両付属器を
切除することも
ある

子宮腔

卵管

■準広汎子宮全摘出術

腟

骨盤　　　基靱帯

■広汎子宮全摘出術

――― 基本的な切除範囲
――― 卵巣を温存する場合の
　　　切除部分

■子宮頸部円錐切除術

切除　→

子宮頸部

円錐

３ 乳癌

乳房にできる悪性腫瘍が「乳癌」です。
自己検診で早期発見できる癌です

　乳房は母乳をつくるための組織である乳腺でできています。乳腺にできる悪性腫瘍が乳癌で、乳腺にできるため、**ほとんどが腺癌**です。

　乳癌は、出産経験が少ないことや高齢出産、授乳経験がないことなどが関係しているといわれており、近年の乳癌の増加の因子となっています。また、遺伝や動物性脂肪の多い食生活の影響も関係しています。

　乳癌はその半分近くが乳房の上部、腋窩に近い場所にできます。この場所を上外四分円といいます。

乳癌の検査と治療

　乳癌が最初に転移するリンパ節は腋窩リンパ節で、センチネルリンパ節といいます。癌がどの程度広がっているかを調べるには、センチネルリンパ節の一部を採取して検査するセンチネルリンパ節生検を行い、手術で切除する範囲を決めます。術後は、切除した患側上肢にリンパ液がたまり、浮腫が起こりやすくなります。マッサージや体位の工夫が必要です。

　早期の乳癌はほとんど症状がないため、早期発見には超音波検査やマンモグラフィーなどの画像診断が必要です。進行すると乳房にしこりが触れますが、しこりは良性の乳腺腫などでも触れるため、触診だけで診断することはできません。しかし、**乳癌のしこりは硬く、ゴツゴツしているのが特徴です。**また、血性の分泌物が出たり、乳頭周囲に湿疹ができることもあります。進行すると**乳房にえくぼのようなへこみが見られる**こともあります。**乳癌は進行しても痛みを伴わない**のも特徴のひとつです。

　乳癌は、自己検診ができる癌です。月経前は乳房が張っているため、自己検診は月経終了後数日経過した頃がよく、入浴時や着替えのときに乳房や腋窩のしこりの有無、えくぼ症状や分泌物の有無などを確認します。

❀「乳癌」ができやすい場所と自己検診

乳癌が
　できやすい場所

①位：上外四分円
　　　50％近くが
　　　ココ！
②位：内側上部
③位：外側下部
④位：内側下部
⑤位：乳輪部

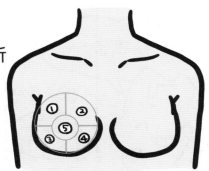

月経終了後
数日経った頃に
行ってみよう！

早期発見が
大切なので
自己検診法を
毎月やってみよう！

鏡を見て 乳房の形、大きさ、くぼみを 観察しよう　　　　　　　1	2 仰向けになって乳房の 中心から周囲に向かって 軽く圧迫してしこりをチェック
うでを 上げ下げ！	うでを上げる
乳首をつまんで　　　　　3 血性分泌物が ないかチェック かるくつまむ	4 わきの下に指先を入れて しこりをチェック わきの乳尻をチェック

変わったことがあれば受診！

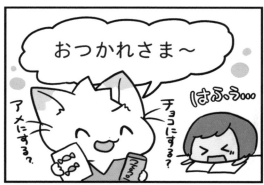

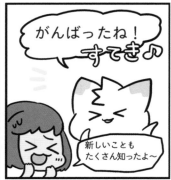

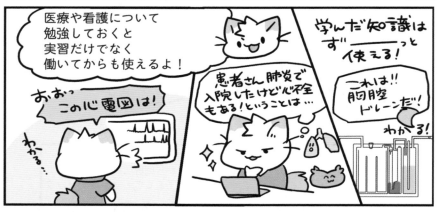

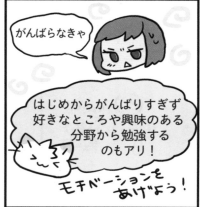

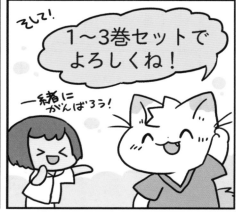

索引

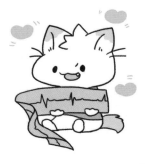

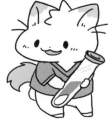

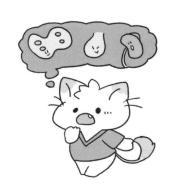

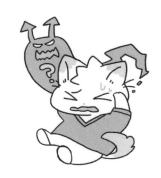

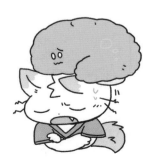

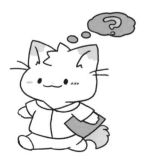

秋山　志緒（あきやま　しお）
東京アカデミー横浜校講師。
手術室、集中治療室、救急外来にて急性期看護の臨床経験を積む。企業、学校勤務経験を経て東京アカデミー講師へ。通学講座やDランク講座など、看護師国家試験対策を幅広く担当。受講生との面談では就職やプライベートの相談を受けることも。看護教員、公認心理師の資格も有する。横浜校の講座のほか、看護系学校内での出張講座も担当している。

東京アカデミー秋山志緒の看護師国試1冊目の教科書（2）
成人看護学
2021年8月2日　初版発行

著者／秋山 志緒

イラスト／かげ

監修／東京アカデミー

発行者／青柳 昌行

発行／株式会社KADOKAWA
〒102-8177　東京都千代田区富士見2-13-3
電話　0570-002-301（ナビダイヤル）

印刷所／株式会社加藤文明社印刷所

●お問い合わせ
https://www.kadokawa.co.jp/（「お問い合わせ」へお進みください）
※内容によっては、お答えできない場合があります。
※サポートは日本国内のみとさせていただきます。
※Japanese text only

定価はカバーに表示してあります。

©TOKYO ACADEMY 2021　Printed in Japan
ISBN 978-4-04-604687-1　C3047

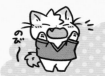

資格試験対策の名門予備校
「東京アカデミー」と
Twitterで大人気**「看護師のかげさん」**が
初のコラボレーション！

看護師国試対策テキストの超入門
シリーズ3巻でついに登場‼

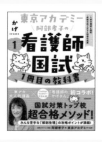

東京アカデミー阿部孝子の
看護師国試1冊目の教科書（1）
人体の構造と機能／疾病の成り立ちと回復の促進

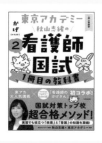

東京アカデミー秋山志緒の
看護師国試1冊目の教科書（2）
成人看護学

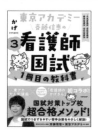

東京アカデミー斉藤信恵の
看護師国試1冊目の教科書（3）
小児看護学／母性看護学／精神看護学／老年看護学